——原水文化——
您的健康，原水把關

【經典暢銷增訂版】

# 失智症
## 照護指南

邱銘章・湯麗玉 ◎合著

前言

## 他是真的生病了

PART 1

## 準備篇

## 附　錄

# 對抗失智症 充滿希望的一年

**邱銘章** ‧ 憶安神經科診所主治醫師／臺大醫院神經部特聘兼任
主治醫師／臺灣大學醫學院神經科兼任教授

《失智症照護指南》第一版（2007 年）出版至今已經 15 年了，這些年來，台灣對失智症的照護方式跟態度，有了很大的改變。出書的當下及更早之前，多半採用的是指導式、領導式的處理模式，經過多年的努力，現在大家普遍都可以用尊重、理解個案的方法來照顧他們，看到這樣的進步，著實令人欣慰。

另一方面，早期我們所提倡的「非藥物介入」，曾有部分醫師質疑其成效，而今證據一一浮現，大家也逐漸接受認知促進活動對延緩退化的效果，不亞於甚或優於單單使用乙醯膽鹼水解酶抑制劑（acetyl cholinesterase inhibitor, ChEI）／美金剛胺（memantine）等症狀治療藥物。究其原因，除了歸因於從二、三十年前乙醯膽鹼水解酶抑制劑問世以後，直到目前都還未出現其他受到醫界認可的失智症治療藥物之外，更重要的是，台灣的長照資源也逐漸照顧到失智症患者，失智症長輩有更多機會可以到日間照護中心或社區的失

智症據點，接受各種認知促進的活動。

另一個最大的變化，則是近一、二十年生物標記的進步，包括分子影像、腦脊髓液、血液的蛋白質生化標記的進展，使得失智症，尤其是阿茲海默症的診斷可以提前到前驅症狀（輕度認知障礙）、甚至臨床前（自覺認知衰退、甚至無自覺、他覺認知症狀）就確診。提早診斷的目的，當然是希望可以預防或延緩認知功能衰退。由於更多醫學及流行病學的證據顯示，有相當百分比的失智症是可以預防或延緩的。《刺胳針》（Lancet）雜誌 2020年的「失智症預防、介入與照護」委員會，發佈了可改變的失智症危險因子，分別是：低教育程度、高血壓、聽力障礙、抽菸、肥胖、憂鬱、缺少運動、糖尿病、缺乏社交、過度飲酒、頭部外傷以及空氣汙染。綜合來說這 12 個可改變的危險因子，大約造就了全世界 40% 的失智症。理論上來說，改變這 12 個危險因子就能夠預防或延緩失智症的發生。

2023 年是人類對抗阿茲海默症重要的一年，有兩個單株抗體的藥物已經通過（衛材的 lecanemab）或即將通過（禮來的donanemab）美國食品藥物管理局（FDA）的許可，用在輕度認知障礙或早期阿茲海默症的病人身上，有意義的延緩阿茲海默症的惡化。這兩個單株抗體的藥物透過降低或清除人類大腦類澱粉蛋白的沉積，改變了阿茲海默症的病程。然而短期內人類尚無法宣稱在這場與阿茲海默症的百年大戰已然完勝，一方面是長期（5年、10 年甚至更長）的藥效有待觀察，另一方面這個藥品目前價格仍然相當高（lecanemab 初步估計一年要花費兩萬五千元美金，

不是人人都能負擔）。

　　因應上述這些變化，最近（2023 年 7 月）剛在阿姆斯特丹舉行的阿茲海默症協會國際會議中，專家們公布了修訂版的阿茲海默症臨床診斷準則（NIA-AA Revised Clinical Criteria for Alzheimer's Disease）。新診斷準則改變的最重要精神，就是不再只用臨床症狀的有無或嚴重程度來定義疾病，而是依照患者的認知或行為症狀、生物標記，同時考量他們的基因狀況來加以分期，簡單來說就是使用了類似癌症臨床分期的數字（0 ～ 6）與 abcd 的系統。在今年的增訂版中，我們把一些新的資料都加了進去，希望提供讀者一個最即時的新知。

　　最後，今年我個人從臺灣大學和臺大醫院退休，離開了學術象牙塔，加入了第一線的基層醫療門診行列，繼續為失智症患者和其照護家屬提供服務。能為一些剛開始有認知問題（自覺認知衰退、輕度認知障礙者）以及在照護資源上最缺乏的這群「年輕型失智症者」略盡棉薄心力，是我目前最大的期盼了！

# 34 年失智症照護及倡議生涯

**湯麗玉**・社團法人台灣失智症協會顧問 / 創會祕書長

　　許多人問我，為什麼我如此投入失智症的照護工作？我的答案是：「這是上帝的安排！」台灣失智症防治照護工作的發展，是上帝很美的創作！

　　1989 年陪外子赴美唸書，我除了照顧他和女兒之外，同時選修了「壓力心理學」的課，期末作業我挑了「精神疾患家屬壓力」為作業主題。查詢資料時令我十分訝異，因為跑出來的資料竟然有 7 成以上都在談失智家屬的壓力。當年在台灣沒有「失智症」這名詞，連「痴呆症」也少有人提及，我滿腦子問號，難道台灣沒有這問題嗎？於是回國後，我選擇了「痴呆症老人照顧負荷」作為我的碩士論文主題（當時我的論文口試委員即是陳榮基教授及周照芳副教授）。

　　1990 年我在大台北地區走訪了 85 個家庭，這些家庭的失智照顧經驗深烙我心裡。原來，不是台灣沒有失智老人或是家屬照顧沒壓力，而是沒人注意到這是需要被關心的議題。好幾位爺爺、

奶奶的眼淚牽引著我後來的發展，接著 1991 年至陽明大學擔任專任講師，仍從事失智症相關研究，1996 年在陽明醫院帶領失智症家屬教育支持團體，1998 年離開陽明大學到康泰醫療教育基金會，從事失智症電話諮詢、家屬團體、照顧訓練班以及記憶門診諮詢工作。之後陸續於各地帶領家屬團體、照顧訓練班，於養護機構中帶領失智老人懷舊團體、督導機構失智症照護工作，到創設「瑞智學堂」、「瑞智互助家庭」，甚至政策倡議。失智症的工作令我著迷，從家屬、失智者及工作人員身上，我有許許多多第一線的學習。

在陪伴每一位家屬的歷程中，從開始時家屬談到照護的點點滴滴而泣不成聲，到後來變得胸有成竹，且成為其他家屬的支持者，甚至在瑞智互助家庭的家屬們互助力量令人驚嘆！家屬們相互學習瑜伽、插花、做餅乾、橘皮清潔劑、禪繞畫、打毛線，甚至組團出遊。我發現，當家屬們得到足夠支持之後，就可發揮很大的力量來扶持彼此。

在陪伴失智長輩懷舊的歷程中，從長輩原本不太說話、表情呆滯，到在團體中能笑著述說往事，我心中真是感動；更令我驚嘆的是，不斷做新事的上帝，從早期失智者只有養護機構服務，進展到「為失智者找工作」、「失智者擔任顧問」，這真是不可思議（Amazing），20 年前我們完全想不到有這麼一天！而未來我們更要努力開發失智者的潛能！

在政策倡議上，從 2013 年「失智症防治照護政策綱領 1.0」，台灣成為全球第 13 個具有國家失智症政策的國家，到 2017 年 12 月底衛福部依世界衛生組織全球行動計畫，制訂並公告「失智症

防治照護政策綱領 2.0」，而且編列兩年 90 億元的預算，這一年可說是台灣失智照護之重要里程碑！國際失智症聯盟主席凱特・史沃福（Kate Swaffer）來台三次倡議失智者人權，更打開了台灣以人權為基礎之失智症倡議及新型服務發展，未來的失智症服務將有很不同的視角。2024 年已朝「失智症防治照護政策綱領 3.0」邁進！

這 34 年的點點滴滴經驗，因著邱銘章醫師的熱誠，與原水文化的大力協助，將精華整理於此書中，期盼能對所有失智者及失智症照顧者有所助益，讓失智者發揮最大功能、過著有尊嚴的生活，照顧者亦可降低些許困擾，多一些釋懷。

感謝所有失智者及家屬們的分享與支持，您們是我的老師！感謝康泰醫療教育基金會葉炳強醫師及同仁們，幫助我學習成熟的家屬工作；感謝陳榮基教授和周照芳老師的指導與支持，讓台灣失智症協會能順利成立，並加入國際失智症協會成為正式會員國；感謝李明濱教授及賴德仁教授對台灣失智症協會的支持與幫助；感謝協會同仁、志工一同打拼；感謝教會牧者、兄姐們的代禱；感謝邱銘章醫師 25 年來的指導與協助。

感謝全家族的一路支持！
感謝上帝！

「即或有忘記的，我卻不忘記你。看哪，我將你銘刻在我掌上」
《以賽亞書》46：15-16

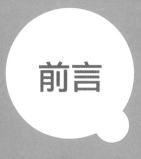

前言

他是真的生病了！

2022 年全球失智症人口估計有 5,500 萬人，
隨著年齡愈高，失智症患者比例增加速度愈快。
失智症會逐漸惡化且無法回復，
照顧失智者成了路途遙遠的挑戰。
唯有清楚知道將面臨哪些挑戰，
才能有所準備、積極應對。

# 原來他
# 不只是老了！

　　剛剛跟老伴吵完架的陳媽媽氣呼呼地一屁股坐在沙發上，回想著前一刻老伴找不到自己的皮夾，竟問陳媽媽說是不是被她拿走了，陳媽媽極力否認，陳老先生卻堅稱一定是陳媽媽把它藏起來了。然而就在十分鐘後，陳老先生在自己的書桌上找到了皮夾，就若無其事出門去了，留下陳媽媽一個人生著悶氣。

　　更討厭的是，最近類似這樣陳老先生找不到東西、卻認為是陳媽媽拿走的情況，已經連續發生好幾次了。「找不到自己的東西又愛怪別人，真是老番顛！」陳媽媽口中喃喃自語說著，順手翻開茶几上的報紙，想要忘掉剛剛的不愉快，卻瞥見報紙上斗大的新聞標題：「失智婆婆指媳婦偷竊，媳婦憤而告上法院」，細讀之後，發現新聞中描述的情節與最近發生在自己老伴身上的情況好類似：同樣都是時常找不到東西，然後怪是別人拿走或偷走，事過之後卻又像若無其事一般。陳媽媽心想：「難道老伴也像新聞中的主角一樣，得了失智症嗎？」

　　如果您也曾發生類似的情形，您一定會有很多疑惑：

◆ 什麼是失智症？
◆ 怎麼確定我的家人是患了失智症，而不是因為「老了」？
◆ 罹患失智症有哪些徵兆？
◆ 患了失智症會「怎樣」？
◆ 失智症怎麼治療？

# 失智症在台灣

　　失智症早期稱為「痴呆症」，這個充滿負面語意的名詞現在已改為較正確的「失智症」。近幾年來台灣的老年人口快速增加，據內政部發布的資料，截至 2023 年 6 月底止，65 歲以上的人口已占總人口 17.92%，遠遠超過高齡社會的門檻（65 歲以上人口占總人口 7%）。一般好發於老年人口的疾病，也就愈發受到重視，其中失智症就是一個很明顯的例子。

　　依據國際失智症協會（Alzheimer's Disease International, ADI）估計，2023 年全球有超過 5500 萬名失智者，到 2050 年預計人數將高達 1 億 3900 萬人，每 3 秒就有 1 人罹患失智症；目前花費在失智症的照護成本為每年 1 兆美元，且至 2030 年預計將增加一倍。

　　依衛生福利部（前衛生署，2011 年）委託台灣失智症協會進行之失智症流行病學調查結果，以及內政部 2022 年 12 月人口統計資料估算，台灣 65 歲以上老人之中，其中輕微認知障礙（Mild cognitive impairment, MCI）約有 73 萬 5 千多人，占 17.99%；失智症人口有將近 30 萬 8 千人，占 7.51%（其中包括極輕度失智症 12 萬 5 千多人，占 3.08%，輕度以上失智症有 18 萬 2 千多人，占 4.46%）。也就是說，65 歲以上的老人每 13 人即有 1 位失智者，而 80 歲以上的老人則每 5 人即有 1 位失智者。

　　依此流行病學調查之結果，年紀愈大盛行率愈高，且有每 5 歲盛行率即倍增之趨勢（圖 1）。

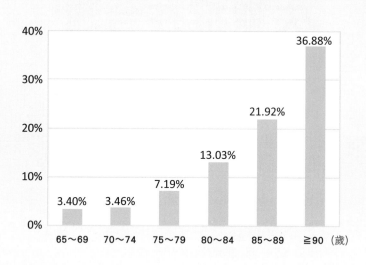

圖 1 台灣 5 歲分年齡層失智症盛行率

以 2022 年（民國 111 年）12 月內政部人口統計資料，以及上述 5 歲分年齡層失智症盛行率計算，台灣於 2022 年年底 65 歲以上失智人口有近 30 萬 8 千人。估算台灣 45 ～ 64 歲失智症人口有超過 1 萬 1 千人，加上 65 歲以上失智人口，推估 2022 年 12 月底台灣失智人口將近 32 萬人，占全國總人口 1.37%，亦即目前在台灣約每 72 人中即有 1 位失智者。

台灣失智症協會依據國家發展委員會於 2016 年 8 月公告之「中華民國人口推估（2020 年至 2070 年）」之全國總人口成長中推計資料，再加上失智症 5 歲盛行率推估，結果如表 1。

由表 1 得知，2031 年（民國 120 年）失智人口將近倍增至近 46 萬人，屆時每 100 位台灣人有超過 2 位失智者；到 2061 年（民國 150 年）失智人口逾 85 萬人，每 100 位台灣人有超過 5 位失智者。在未來的 20 年中台灣失智人口數以平均每天增加 48 人（＊＊）；約每 30 分鐘（＊＊＊）增加 1 位失智者的速度成長著，且失智總人口占全國總人口比逐年成長，政府及民間都應及早準備。

## 表1 台灣失智人口推估（仟人）

| 年份<br>（民國） | 2022年<br>（111年）<br>12月底 | 2031年<br>（120年） | 2041年<br>（130年） | 2051年<br>（140年） | 2061年<br>（150年） | 2070年<br>（159年） |
|---|---|---|---|---|---|---|
| 全國總人口 | 23,265 | 23,140 | 22,024 | 20,157 | 17,911 | 15,814 |
| 45-64歲<br>失智人口數 | 11.4 | 11.5 | 10.8 | 8.9 | 7.2 | 6 |
| 65歲以上<br>失智人口數 | 307.9 | 445.1 | 649.4 | 792 | 843.7 | 839.2 |
| 65歲以上<br>失智盛行率 | 7.54% | 7.77% | 9.51% | 10.67% | 11.65% | 12.76% |
| 失智總人口 | 319.3 | 456.6 | 660.1 | 801 | 850.9 | 845.2 |
| 失智總人口占<br>全國總人口比 | 1.37% | 1.97% | 3.00% | 3.97% | 4.75% | 5.34% |

* 此表依國家發展委員會「中華民國人口中推計（2020年至2070年）」及失智症盛行率推算。

** (660,139人 - 312,166人)/20年/365天 =47.67人/天

*** (24小時*60分鐘)/ 47.67人 =30.21分鐘/人

所有失智症患者裡，有一半以上都是阿茲海默症，在一些年齡老化嚴重的國家如北歐、加拿大等，這個比例可能還更高，甚至高達80%。

老年人口增加以及老年人口結構的進一步老化，都將使得台灣失智症的盛行率及患者數目增加。且由於高齡血管性失智症患者的死亡率特別高，因此高齡失智症人口的增加將以退化性失智症（如阿茲海默症等）為主。

失智症在台灣

# 家屬可能面臨的挑戰

　　當經醫師診斷，宣佈您的家人罹患「失智症」時，您很可能會感到驚慌失措。醫生可能告訴您，失智症一旦發生，就無法阻止及復原，因此接下來帶患者就醫、照顧患者等工作，就必須要有人來進行。接著您可能從親朋好友口中或報章雜誌上得知，照顧失智症患者是一場長期抗戰，照顧者可能需要面對前所未有的挑戰，導致很多照護者在長期的照護工作之下，感到身心俱疲，甚至變成了「隱形患者」。然而，其實這些「後遺症」是可以避免或盡量減到最低的，前提是——您必須有所準備。

　　首先，您必須先知道自己可能面臨什麼問題。

　　您可能遇到的挑戰包括：

## 挑戰1　對疾病知識及照護技巧了解不足

　　沒有人能預期自己或親人會罹患何種疾病，在得知診斷結果的剎那，人們對疾病的了解通常是空白的，例如：

　　「能治療嗎？」

　　「治療有後遺症嗎？」

　　「會威脅生命嗎？」

　　「會遺傳嗎？」

　　「如何照顧？」

基於對失智症的認識不足，因而會產生焦慮、害怕等情緒。

一般人在一開始時往往也會拒絕接受家人患病的事實，他們會找各種藉口或理由來「支持」自己的想法。例如：

「他這麼聰明，還可以和人吵架，而且還振振有辭，生活也都可以自理，怎麼可能有失智症？」

「還好啦，應該沒那麼嚴重啦！」……

然而這樣逃避現實的結果，一晃眼 2、3 年就已過去，等到某天患者突然把家人當成另一個人，家屬才覺得事態嚴重，難以接受患者不認得自己的事實，開始懊悔當初應該要認真看待患者失智的事。

在開始照顧患者時，可能因為不懂得照護技巧，和患者頻頻衝突，而產生許多情緒，例如挫折、沮喪、生氣、哀傷等，且病患可能因而沒有得到妥善的照顧。

## 挑戰2　親友出於善意的意見過多，照顧者無所適從

有時親朋好友來探望病患，可能出於關心，因此總是會提出許多建議，例如建議他去看另一位高明的醫師，或建議吃中藥、針灸、請看護、甚至求神問卜等，每位親人帶來不同建議，往往令主要照顧者十分為難。部分手足妯娌不但不體諒實際照顧者，而且還對照顧方式多加要求與責難，更令主要照顧者感到憤憤不平和委屈。

## 挑戰3　對醫療系統及社會資源不熟悉

除非是醫療相關人員，否則一般人對醫院的運作是不熟悉的。人年紀大了，便難免要進出醫院，但對於「要看哪一科？找哪一個醫生？做哪些檢查？」往往相當困惑。若患失智症的人是年邁長輩，當必須看門診時，往往需要出動全家人才能搞定。

若有需要住院則更不用說，辦手續、送檢查、找主治醫師、病房作息常規、醫療專門術語、僱用看護的規定等，都需要逐步了解。

另外，一般人若沒親身碰到家人患病，並不知道有哪些可供利用的社會資源，以減輕自己及其他家屬的負擔，因此碰到困難時總是辛苦地獨自面對。通常必須透過有經驗的親友、病房中其他家屬分享，或醫院社工人員及護理人員主動告知，否則家屬總得自行摸索、走了一大段冤枉路，才能逐漸摸清楚有哪些資源可用。

## 挑戰4　照護責任的分擔不均

如果患病的是配偶，則另一半通常責無旁貸地擔負起照護責任。若患病的是父母、長輩，則女性、沒工作、沒家累、住得近的家庭成員，往往「理所當然」地成為主要的照顧者，但她（他）不見得有照顧的意願，勉強的結果將破壞家人關係，且影響照顧品質。

有的家庭中，子女能分工合作，共同分擔責任，有些負責照顧、有些負責陪同患者就醫、有些提供經濟支援等，但有許多家庭仍出現照顧工作分配不均、照顧者覺得不公平的狀況。例如嫁

出門的女兒說要照顧公婆，無力照顧父母；未婚的兒子忙於事業沒時間；媳婦說要照顧小孩且和公婆不親……。

大部分家庭都會有照顧父母意願較高的子女，但其他子女若沒有分擔的共識，長期一個人承擔的結果，將導致主要照顧者身心俱疲、手足關係破裂。

此外值得一提的是，把照顧責任與父母財產的分配相提並論是常見的現象，這兩件事擺不平，常傷及手足情感。失智父母因缺乏判斷力，財產可能被某子女操控，演變成手足對簿公堂的不堪局面。

## 挑戰5　對生活及工作的衝擊

一旦配偶患病，則另一半可能因為原本規畫的退休生活被破壞，而衍生出失望、生氣等情緒。例如夫妻兩人原本可能計畫退休後要一同遊山玩水，或是偶爾到國外探望兒女、孫子女，但現在計畫全都泡湯了；或者是以往家務事都是太太一手打理，太太患病之後，現在做先生的得樣樣學著自己做，倍感辛苦。

若生病的是父母，則子女可能必須把原本住在他處的父母接過來同住，因而改變了原本小家庭的生活模式。為了照顧父母，與配偶子女相處的時間相對減少，加上工作的繁重壓力，可能會影響夫妻間感情的維繫，對子女的成長與學習也無暇顧及，長時間衍生出許多家庭問題。

在現實中，先生強迫太太辭職以照顧公婆，導致太太要離婚；為了照顧父母，夫妻間口角不斷等案例比比皆是。

有些照顧者一面上班、一面照顧父母，中午要回家準備中餐、

臨時出狀況必須停下工作趕去處理、須經常請假帶父母就醫，長期下來無法專心工作，影響工作表現。有些父母住在鄉下，不願搬到城市讓子女照顧，子女也難割捨事業回鄉照顧父母，面臨兩難的處境。

## 挑戰6　角色的衝突及不適應

　　配偶原是相互依賴、扶持的，現在一方生病了，另一方頓失依靠，產生極度的不適應。例如原本備受先生呵護的太太，一旦先生失智了，可能容易因而對先生發脾氣，氣他為什麼生病、讓她獨自一人過日子。

　　照顧者常有好幾個不同的角色，每一個角色都有其任務工作。面對失智父母，做「子女」的要照顧長者生活起居大小事；面對自己的孩子，做「父母」的要輔導子女課業、關心子女交友情形、陪伴子女成長、維護子女身體健康；面對先生，做「太太」的要準備全家人三餐、關心先生工作情形、陪伴先生滋養兩人情感；在上班的人，偶爾需要加班，或上班時間還要處理家中事務。一個人的體力是有限的，這麼多的角色常會顧此失彼，讓照顧者覺得事情永遠做不完，一天 24 小時不夠用。

　　另外，昔日高高在上、擁有權威的父母，今日變成需要子女來幫他洗澡、穿衣、洗臉等，子女唯恐傷及父母的自尊，心態上頗難調整，處境十分艱難。在角色的轉換上，雙方都需要一段時間才能適應。因此，在照護上需多維護長者隱私、顧及長者尊嚴，方可避免失智者負面情緒反彈。

## 挑戰7　心力及體力的耗損

　　照顧歷程中，照護者的情緒是複雜的，焦慮、擔憂、挫折、生氣、委屈、罪惡感、孤單、哀傷、無力、無望、憂鬱等負面情緒，會在不同的時間交替出現。辭去工作選擇在家照顧父母的人，頓時覺得自己社會地位降低，若又沒有家人的支持肯定，自我的評價降低，心情將由憤恨不平、委屈轉為抑鬱。

　　許多照顧者在接下照顧重擔之後，便逐漸與社會隔離，不參加朋友聚會、社交活動等，使得照顧歷程中的情緒更難以抒發。

　　有些照護者個性急，做事喜歡速戰速決，但是在照顧失智者時為了避免引起患者的情緒反彈，必須配合患者調整步調，往往令照護者感到強烈挫敗。有些照護者超愛乾淨，但失智患者可能隨地吐痰、大小便、無法保持乾淨，令有潔癖的照護者難以消受。有的照護者做事一板一眼，但因為照顧失智者需要很大的彈性，所以也會需要較多的調適。

　　另外，很多家屬在承擔照顧責任前，未經過理性的思考，直到進入照顧歷程後，才發現並不如想像中輕鬆。無論是中年子女照顧父母，或到老了要照顧另一半，照護者經常要放下手邊的事務，陪患者漫無目的地出外閒逛，甚至外出尋找走失的患者，長期下來，體力上真的吃不消。而失智者常半夜起來活動，令照護者無法好好睡覺，長期睡眠不足，精神體力都無法負荷。

　　當家人罹患失智症已成為事實，我們要針對這個疾病採取更積極的行動。接下來的章節將針對這些挑戰，提供應對之道供您參考，以便讓患者得到妥善的照護，同時讓照護者維持一定的生活品質。

# PART 1

## 準備篇

........

在進入真正的照護工作之前，
您不能不先做功課。
不但要了解失智症，
更要與其他親友討論照護方式。
此外，照護工作不能個人單打獨鬥，
還有很多的資源及支援系統，可供您好好利用，
減輕自己的身體及心理負擔。

# 認識失智症Q&A

## Q1 我近來常忘東忘西，記憶力似乎減退了，是不是患了失智症？

失智症患者的確常會有記憶上的障礙，但是忘記某些事或某些人，並不一定就代表患了失智症。醫學上對失智症的定義是：

- 以記憶或其他認知功能障礙為起始，但終究會有明顯的記憶障礙為主；
- 其嚴重程度足以影響其社會及職業功能。

唯有**同時**符合以上兩點，才能被定義為「失智」。失智症並不是單一一項疾病，而是一群症狀的組合。失智症必須經由專業醫師的診斷才能確定。

## Q2 怎麼區分一個人的記憶障礙是失智還是正常老化？

一般來說，年紀大了，記憶功能會較年輕人差，但這是指在「記憶速度」與「記憶容量」上。但一旦老人家真的把事物記到腦子裡了，其能力未必會比年輕人差。

平常大多數的人都會有忘記某件事，過了一陣子又會突然

想起來的經驗。例如，起身從臥室走進廚房，但卻忘了自己要到廚房拿什麼東西，走回臥室後才又想起來；或者是把菜放進微波爐內加熱，但飯吃到一半或吃完了才想起來還有一道菜在微波爐裡。但失智症患者會連「要去廚房拿東西」、「有把菜放到微波爐裡」這整件事全部忘記。

在臨床測試上，常會做一種非常簡易的記憶測試，例如要求受測者記某三件物品，過數分鐘之後再詢問剛剛要他記的三件物品是什麼，失智患者在受測時，不但無法記得這三件物品，甚至連「做了測試」這件事都完全不記得。

另外，失智症患者記憶障礙的嚴重度與頻率都會比較高，容易遺忘，也會不斷重複地問問題，所以，與一般老化的記憶衰退還是有差別。

## 失智症與正常老化的區別

### 老化
- 可能突然忘記某事，但事後會想起來。
- 若做記憶測試，可能會無法記住測試中的所有物件。

### 失智
- 對於自己說過的話、做過的事，完全忘記。
- 無法記住記憶測試中的大部分物件，甚至完全忘記自己會做過測試。

# Q3 我想要確定家人是否患有失智症，該看哪一科？

目前台灣對失智症的診療，以「神經科」或「精神科」為主，這兩科的醫生都擁有診斷失智症的臨床能力。雖然將來的趨勢是希望能回歸社區，也就是讓家庭醫師或一般的內科醫師，都有能力對失智症做初步的診斷以及長期的照護，但以目前來說，懷疑有失智現象，還是要到神經科及精神科的門診做進一步確認。

**失智症該看哪一科？**

☑ 神經科　　☑ 精神科

# Q4 醫生會做哪些檢查，以確定我家人是否真的得了失智症？

失智症須經由專業醫師透過下列各項診斷來達成：

- **詢問求診者病史及發病過程：**何時開始出現症狀、出現哪些症狀、日常生活和工作的情形、是否有服用藥物、酗酒或接觸有毒物質等，並進行詳細的身體及神經學檢查。
- **進行心智評估：**例如簡易智能測試（MMSE）、認知功能障礙篩檢量表（CASI）、繪鐘測驗（Clock Drawing）、臨床

失智症評估量表（CDR）等。

- **進行神經和實驗室檢查：**安排腦部電腦斷層或磁振造影來檢查是否有腦部病變，以及抽血檢測一般血液生化值、維生素 B12 和葉酸血中濃度、甲狀腺功能等。

（以上各項心智評估、神經影像和實驗室檢查，請見「附錄：失智症之相關評估方法」的說明，第 268 頁）

其中主要還是要靠臨床的診斷，來確定一個人是否罹患失智症。如同對失智症的定義一樣，患者必須符合「具有記憶及其他認知功能障礙，且其嚴重程度須足以影響其社會及職業功能」的特點。上述「其他認知功能障礙」包括：

## 1. 語言能力

無法適當表達或正確使用字彙，口語能力變差；聽語能力也受影響，對別人所說的話一知半解，或完全無法理解他人的意思。

## 2. 視覺空間技巧

對於二度空間（2D）或三度空間（3D）物件的操作有障礙。在日常生活上，可能無法分辨一件衣服的袖子或領子在哪裡，甚至把褲子套在頭上等。另外，患者在外面常會迷路，找不到回家或目的地的途徑，即使是已經很熟悉的自家附近的路也一樣。

## 3. 操作執行能力

一是失去對事物分類的能力，例如「類別命名」能力下降。例如要患者說出「水果名稱」或「交通工具的名稱」，他會答不

出幾個來。

二是當情境有所變換時，患者無法隨之因應，在臨床上常使用一種「威斯康辛卡片分類檢查」來做測試，受測者會被要求將卡片以顏色、形狀或數目等做分類，而有操作執行障礙的失智者，會無法依提示正確的做出新分類。

此外有時患者會產生一種所謂的「固著現象」，例如如果要求他連續做出「剪刀、石頭、布」的猜拳動作，患者可能會一直出「剪刀」，無法順利地變換到下一個動作。

## 4. 失用症

在運動功能良好的情況下，出現執行上的困難。例如無法使用電話、洗衣機等。

## 5. 失識症

在感官功能良好的情況下，不認識某些東西且不知道這些東西的功能，例如瓦斯爐、剪刀等。

## 6. 計算能力

無法進行簡單的計算，例如去買東西不知該找多少錢回來。

## 7. 抽象思考能力

無法了解事情或話語背後所代表的意義。臨床上常會以常見的俗語或俚語來加以測試。例如問受測者：「青出於藍勝於藍」、「飼老鼠咬布袋」的意思，他們會直接照字面上來解釋，而不會去引申這句俚語背後所代表的意義。

在臨床上必須綜合患者是否有其他神經學或身體方面的病徵

和症狀，以鑑別患者是單純罹患失智症，還是有其他方面的身體疾病。利用排除式的方法，來確定患者的失智是否尚有其他致病或加重因子。

　　無論是臨床檢查或神經影像學的檢查，主要目的都在找出是否有可治療性或可逆性失智症（**註1**）的可能，如果都找不到原因，患者的記憶及認知功能又符合逐漸惡化的條件，則可以診斷為退化性失智症患者，如阿茲海默症。早期診斷可以協助照護者及早知道患者的狀況及日後病程的演變，並做為訂定未來照護計劃的重要依據。

---

**註 1 可逆性失智症**
所謂可逆性失智症，是指在造成智能缺損的身體病況消除之後，智能的狀況就可以得到改善。如：維生素 B₁₂ 缺乏症、甲狀腺功能低下等。

---

## Q5 失智症就是一般人常說的「阿茲海默症」嗎？

　　阿茲海默症只是失智症的一種。整體來說，失智症可以分成四大類，分別是退化性失智症、血管性失智症、混合型失智症，以及其他因素導致之失智症。

## 一、退化性失智症（Degenerative Dementia）

　　較常見的有三種：

# 1. 阿茲海默症（Alzheimer's Disease）

此症由德國醫師 Alois Alzheimer 在 1906 年發現，因此以其名為此病命名；它是退化性失智症的最大宗，大概占所有失智症的 50 ～ 60% 以上。美國前總統雷根即罹患此症。

根據 NINCDS—ADRDA（美國國立神經、傳染病及腦中風研究所——阿茲海默症與相關疾患聯盟）診斷標準，阿茲海默症須經臨床檢查、簡易心智量表及神經心理檢查來確認。同時，必須確定患者無其他系統性疾病或腦部病變可以解釋其記憶及認知功能之進行缺損（也就是排除性診斷）。

阿茲海默症的特性是具有兩種以上的認知功能障礙，並以記憶功能的持續性惡化為主，且無意識障礙。

其發病年齡介於 40 ～ 90 歲間，最常見於 65 歲以後，平均存活率約 8 ～ 12 年。

此症患者的腦部神經細胞會受到破壞，解剖患者死後的腦部可發現有異常老年斑（類澱粉斑，amyloid plaques）及神經纖維糾結（neurofibrillary tangles）（註 2），腦部會有明顯的萎縮，如下圖。其神經傳導素以乙醯膽鹼之減少為主。

## 阿茲海默症患者腦部萎縮圖

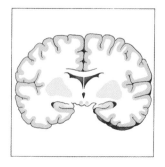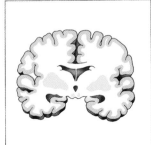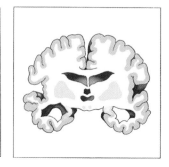

上圖代表阿茲海默症患者腦部萎縮的程度，可看出最右邊的大腦明顯較正常人小。

## 2. 路易氏體型失智症（Dementia with Lewy Bodies）

為第二常見的退化性失智症。特性是其認知功能障礙會影響記憶及其他高等皮質功能（例如語言、視覺空間技巧、操作及推理等）。患者的認知、日常生活功能時好時壞、起伏變化大，在混亂期或清明期（lucid phase）的檢查截然不同。症狀可能包含：

- 鮮明的視幻覺或聽幻覺，通常伴隨有繼發性妄想
- 輕度自發性椎體外運動系統（註3）或抗精神藥物之敏感（註4）
- 重複、無法解釋的跌倒或意識障礙
- 每次病程持續數周至數月

其發病年齡為 50 ～ 83 歲（平均 75 歲），並以男性患者為多。患者死後的腦部解剖發現有由 $\alpha$ - 突觸核蛋白（ $\alpha$ -synuclein）堆積成的路易氏體。

---

**註 2 類澱粉斑及神經纖維糾結**

類澱粉斑塊主要由一種名為貝他澱粉樣蛋白的蛋白質組成，堆積在神經細胞的外部。至於神經纖維糾結則主要在神經內部被發現，這些神經的細胞型態不僅嚴重變形，且堆疊成團。

---

**註 3 椎體外運動系統**

椎體外運動系統的症狀與巴金森氏症的患者類似，例如會有動作遲緩、肢體僵硬、姿態平衡不良、步履變小、轉身變慢、甚至身體有單邊傾斜、從床上起來會有困難的現象，這些現象在退化性失智症患者身上也會看到，例如阿茲海默症末期、或是額顳葉型的初期或中期等，不過不像在路易氏體的患者身上那麼明顯。路易氏體的患者尤其常會發生一些莫名、無法解釋的跌倒。

---

**註 4 抗精神藥物之敏感**

傳統的抗精神藥物的成分主要是多巴胺的阻斷劑或拮抗劑，多巴胺拮抗劑常會造成椎體外運動系統的副作用，尤其在路易氏體患者身上，這種症狀特別明顯，就是說可能只要很少的、對一般人不會有影響的劑量，就足以造成對路易氏體患者的影響，因而加重其跌倒的情形等。

### 3. 額顬葉型失智症（Frontotemporal degeneration）

其腦部障礙以侵犯額葉及顬葉為主，患者的行為及語言障礙的表現為：

- 早期且進行性的人格變化，其特徵為無法調整行為來達到適切的反應及活動；患者本身不認為自己生病，行為抑制能力不佳，行為衝動，常會重複固定的行為。

- 早期及進行性的語言功能變化，其特徵為語言表達困難、命名困難及語意困難；患者減少自發性交談，常會重複固定或他人的話。

上述兩問題皆須嚴重到足以妨礙其原有之社會及職業功能，病程特徵為徐緩發作且持續退化。其功能缺損非因其他神經系統狀況（如：甲狀腺功能低下或藥物引發之狀況）而發生，不是發生於譫妄狀態（**註5**），且無法用精神疾病的診斷來解釋（如憂鬱症）。

發病年齡為 35 〜 80 歲（平均 58 歲），平均存活率為 6 〜 10 年，20 〜 40% 有家族史。

**註5 譫妄**
以定向混亂與知覺失調為主的急性精神症狀，通常發生在代謝性腦症患者身上。

## 二、血管性失智症（Vascular Dementia）

泛指因血管因素造成的失智症，包括多重性腦中風或多發性腦梗塞。多發性腦梗塞通常是以小血管病變為多，或小洞性梗塞而造成，通常臨床上不一定會有明顯的中風徵兆，但累積起來就會導致患者智力的退化。

血管性失智症在東方人身上發生比例較高，較典型的症狀是認知功能呈現階梯式的惡化，並且有起伏現象。相較之下，阿茲海默症的惡化比較持續，看不出階段之間的差別。

根據 NINDS-AIREN（美國國家衛生院神經疾患與腦中風研究所—國際神經科學研究暨教育協會）的診斷標準，血管性失智症的診斷為患者出現失智現象，有局部神經學病徵，在神經影像上有相關之變化，與腦中風有時序關係，但須排除意識障礙、譫妄、精神病、失語症等。

常見臨床特徵包括：

- 情緒及人格變化（憂鬱症）
- 尿失禁
- 假延髓性麻痺（吞嚥困難、構音困難、情緒失控）
- 步履障礙（失足跌倒）

## 三、混合型失智症（Mixed Dementia）

為上述血管性失智症與退化性失智症（如阿茲海默症）的混合型。

## 四、其他因素導致的失智症

其他原因造成的失智症，例如：

- 繼發於中樞神經的感染而導致
- 頭部外傷，例如慢性硬腦膜下血腫
- 腦腫瘤，特別是額葉或顳葉的腦瘤
- 水腦症
- 其他新陳代謝原因（如甲狀腺功能低下、電解質不平衡……）
  所造成
- 維生素 B12、葉酸缺乏造成的智力功能退化
- 中毒，例如藥物或酒精

如果是因為這些原因造成的失智症，在早期發生時，可能是可治療，甚至是可逆性的；然而若未在早期即進行治療，因而造成永久的神經損傷，則患者將無法回復到原來的狀態。

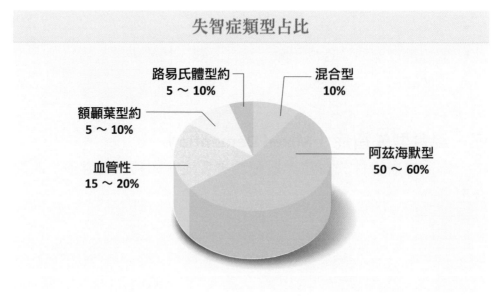

失智症類型占比

路易氏體型約
5～10%

混合型
10%

額顳葉型約
5～10%

阿茲海默型
50～60%

血管性
15～20%

（以台大醫院記憶門診的經驗為例）

# 失智症種類比較表

| 名稱 | 病理變化 | 特徵 | 好發族群 | 平均存活年數 |
|---|---|---|---|---|
| 阿茲海默症 | 患者腦部有異常類澱粉蛋白沉積及神經纖維糾結。 | • 具有兩種以上的認知功能障礙，並以記憶功能的持續性惡化為主。 | 40～90歲，最常見於65歲以後。 | 8～12年 |
| 路易氏體型失智症 | 患者腦部細胞內有α-突觸核蛋白蛋白的聚集，形成所謂的「路易氏體」。 | • 認知功能障礙影響記憶及語言、視覺空間技巧、動作及推理等功能。<br>• 其認知與日常生活功能時好時壞、起伏變化大。 | 50～83歲，平均為75歲，並以男性居多。 | 8～10年 |
| 額顳葉型失智症 | 腦部掃描發現有局部皮質萎縮，且集中在顳葉前方及部分額葉。某些類型有tau蛋白糾結。 | • 早期就出現人格變化及語言等功能障礙。<br>• 患者行為抑制能力不佳，行為衝動，常重複固定行為。<br>• 語言、命名方面產生困難，自發性交談減少，常會重複固定的或他人的話。 | 35～80歲，平均58歲。20～40%有家族史。 | 6～10年 |
| 血管性失智症 | 血管因素所造成，包括多重性中風或多發性腦梗塞。 | • 認知功能呈現階梯式的惡化，並且有起伏現象。<br>• 常見特徵：憂鬱、吞嚥困難、尿失禁、常失足跌倒。 | 較常見於東方人。 | ---- |
| 其他因素導致的失智症 | 因感染、外傷、疾病或營養缺乏等因素而導致。 | ---- | ---- | ---- |

# Q6 為何會罹患 阿茲海默症呢？

目前並不清楚阿茲海默症真正的病因，但基本上從病理的解剖上可以發現乙型類澱粉蛋白，例如貝他類澱粉蛋白沉積，還有一些神經纖維的糾結。

有種致病成因的理論認為，阿茲海默症的患者無法把類澱粉蛋白從類澱粉蛋白的前身，進行適當的切割供身體進行消化，而會切割出不適當的物質（例如貝他類澱粉蛋白），我們的身體無法處理這些物質，經過累積之後形成毒性，造成神經細胞死亡、凋亡的現象，這些都會使得大腦功能及智力功能一步步衰退。

另外，研究顯示，帶有載脂蛋白 ApoE4 基因的數目愈多，其罹患阿茲海默症的機率就愈高。

不過可以確定的是，阿茲海默症「**並非**」由以下的問題造成：

- 動脈硬化
- 用腦過度或不經常用腦
- 傳染性疾病
- 年紀老化
- 食入過量含鋁或其他金屬的食物

# Q7 我的父親患有阿茲海默症，所以我老了也會失智嗎？

有些阿茲海默症的發生的確和家庭遺傳有關，若一等親中有人發病，則罹患此病的機率會比一般人多出 3.5 倍。

## 1. 年輕型失智症

通常發病在 35 ～ 60 歲，是罕見之自體顯性遺傳。

## 2. 晚發性阿茲海默症

載脂蛋白 E4 型基因（ApoE4）是阿茲海默症在體質上的重要危險因子。若 ApoE4 增加，則會增加患病危險。

# Q8 確診阿茲海默症後，其嚴重程度如何分期？

2023 年 7 月在阿姆斯特丹舉行的阿茲海默症協會國際會議（AAIC）中，公布了修訂版的阿茲海默症臨床診斷的準則。目前的分期用臨床症狀的有無或嚴重程度來定義疾病，沒有認知或行為症狀的患者是臨床前期，開始有認知或行為症狀但是生活功能尚未明顯收到影響的時期就是所謂的輕度認知障礙，最後就是來到日常生活功能、社交及職業功能都會受到影響的輕、中、重度

失智症階段。

在新的臨床診斷的準則中，則使用了類似癌症臨床分期的數字（0 ～ 6）與 abcd 的系統，簡單說明如下：

## 1. 臨床分期

### 第 1 期：無症狀期

在客觀認知檢測的表現，是在同年齡、同教育程度的正常範圍，也無近期認知衰退或新發生的情緒或行為症狀。

### 第 2 期：過渡期

有輕微可察覺的變化，但是對於生活功能只有最低影響。雖然在客觀認知檢測的表現仍在正常範圍內，但是跟自己 1 ～ 3 年前相比，認知或行為的基準表現有下降，且持續達到 6 個月之久。這些人通常是因為自覺認知衰退來就診的。

### 第 3 期：開始出現認知障礙與早期功能的影響

客觀認知檢測表現異常，且認知衰退經由自我報告或觀察者證實，生活功能仍可獨立自主，但有時需要花費更多時間或力氣來完成。

### 第 4 期：失智症合併輕度功能障礙

主要是表現在工具性日常生活功能的困難，基本日常生活功能尚可獨立自主。

### 第 5 期：失智症合併中度功能障礙

認知持續退化，基本日常生活功能需他人協助。

### 第 6 期：失智症合併重度功能障礙

認知更加惡化，基本日常生活功能需完全倚賴他人。

此外，這次的修改還增列了第 0 期，指無症狀但帶有決定性基因，臨床上沒有變化、生物標記也還在正常範圍，例如顯性遺傳的家族性阿茲海默症或唐氏症患者。

## 2. 生物標記分期

另一方面 abcd 代表的是生物標記的分期，主要是根據 PET（正子射出斷層攝影，值得注意的是 PET 與體液生物標記的量測結果並非完全對等）。

**a：初期生物標記**，指 PET 開始看到類澱粉蛋白的堆積。

**b：早期生物標記**，除了類澱粉蛋白的堆積外，在顳葉內側也開始看到 Tau 蛋白堆積。

**c：中期生物標記**，在大腦皮質可以看到中等量的 Tau 蛋白堆積。

**d：末期生物標記**，在大腦皮質可以看到大量的 Tau 蛋白堆積。

當 PET 跟體液生物標記都有的時候，就依照比較嚴重的那一個來做分期。

總結來説，阿茲海默症可以進行臨床前的診斷是拜近一、二十年來生物標記的進步，以類澱粉蛋白、Tau 蛋白 PET 的分子影像為黃金標準，但實用性則是建立在近幾年來血液生物標記的快速進展。而這樣的分期剛好迎上今年出爐的具病程改變能力的兩個單株抗體 lecanemab 和 donanemab，讓阿茲海默症真正進入早期診斷、早期治療甚至預防的新世代。（參見 Q14）

## Q9 我還很年輕，所以不會得失智症？

　　失智症好發於年長者，隨著年歲增長，每增加 5 歲盛行率上升一倍。但**失智症並非年長者的專利**。有一群人在比較年輕的時候如 30、40、50 歲也會發病，這就是**年輕型失智症**，又稱**早發型失智症**，是泛指在 65 歲以前發病的失智症，盛行率遠較老年型的低很多，據估計在 45 〜 64 歲的盛行率約 1‰（千分之 1）。雖然 65 歲是一個人為的劃分（大多數國家以前都是工作至 65 歲退休），但是年輕型失智症在發病原因、臨床症狀表現、病程預後及個人家庭所面臨的衝擊，都有別於老年型的失智症。

　　年輕型失智症最常見的病因還是阿茲海默症，其次是血管型失智症、額顳葉型失智症，值得注意的是在年輕型失智症有一些是屬於可預防或可治療的病因，包括頭部外傷導致的失智、酗酒相關的失智、毒品及藥物濫用導致的失智、腦炎後的失智（自體免疫或人類免疫缺乏病毒腦炎）等。基本上早發的阿茲海默症發病的年齡越低，家族型或遺傳性的機會就越高。

　　年輕型失智症即使是早發的阿茲海默症，因為不是以典型記憶功能缺損為初始症狀的患者高達三分之一，所以在診斷上都比較困難，例如以視覺空間障礙、閱讀困難的大腦後區萎縮症，或以聽語理解或表達困難的原發性進行性失語症，或者容易被誤會成精神病的以行為控制困難為主要表徵的額顳葉型失智症等。因此年輕型失智症的正確診斷一般容易遭到延誤，一個荷蘭的研究指出，年輕型的比老年型的確診平均晚了 1.6 年，在症狀開始後

平均長達 4.4 年才被診斷出。

年輕型失智症發生在患者身體健康狀況通常還不錯的時候，因此會出現體力很好、活動力很強但是沒有病識感的患者，周圍是疲於奔命、壓力很大的照護家屬，忙著處理患者的不管是走失、與人衝突、觸法或財務安全的各種問題。年輕型失智症發生的時候，通常患者不是還在職場工作就是擔負著家中經濟重擔（主要收入者），而已婚生子的他們，其小孩通常還在就學或剛就業，不太能擔負起協助照護失智者的任務。

所以雖然年輕型失智症的人數只占所有失智症患者的大約 5%，但由於問題的複雜性與對個人、家庭、社會的衝擊更大，越來越多的失智症相關的學術、病友團體呼籲各國政府部門與社會大眾，需加緊面對年輕型失智症發生的事實，並提供適合年輕型失智症患者的照護與支持。

# Q10 哪些人 容易得到失智症呢？

截至目前為止，失智症的形成原因尚未非常確定，但可以知道一些可能導致失智症的危險因子。

## 1. 高齡

年齡愈大，發生失智症的機率愈高。在 65 ～ 85 歲的人口中，每增加 5 歲其危險性就增加一倍。

## 2. 家族史

若一等親中有人發病,則其罹患失智症的機率約為一般人的 3.5 倍。

## 3. 女性

女性失智症的盛行率較男性高,尤其是高齡女性。大部分研究顯示,阿茲海默症以女性患者的比例較高,根據台大醫院記憶門診的統計,約是 1.7:1。而衛生福利部在 2007 年曾做了一份「全國長期照護機構失智症調查」,顯示女性與男性的比例約為 1.5:1。另一份在 2011~2012 年衛福部的全國社區盛行率調查顯示,即使在控制了年齡、教育程度及其他相關危險因子之後,女性罹病的風險還是比男性高約 1.3 倍。

## 4. 教育程度低

低教育程度者在老年時得到失智症的比率較高,不過也有人對這種論點存疑。不過因為教育程度較高的人大腦儲備比較多的知識,通常也會有比較多的見解,因此或許他們也同樣患了失智症,但表現出來比較不嚴重;相對之下,教育程度低,尤其是不識字者,其表現出來的臨床症狀通常比較嚴重。

## 5. 其他疾病

例如:高血壓、高膽固醇、糖尿病(導致記憶及心智功能障礙)、頭部外傷(類澱粉蛋白增加)、唐氏症(年過 40 歲大腦出現阿茲海默症變化,35 歲以上母親產出唐氏症兒者,也是高危險群)等。

# Q11 失智症的初期徵兆有哪些？

　　美國失智症協會列舉了 10 大現象提供民眾參考，藉由觀察家中老人家或看看自己是否有以下的情形，即可進一步尋求專業之協助。

## 1. 記憶力減退影響到生活

　　一般人偶爾會忘記開會時間、朋友電話，但是過一會兒或經過提醒會再想起來。但失智症患者忘記的頻率較高，而且即使經過提醒也無法想起該事件。因此，可能也會使患者常常重複發問、重複購物，甚至重複服藥。失智患者容易忘記近期發生的事，甚至連重要之日期或事件也會忘記。

## 2. 計劃事情或解決問題有困難

　　一般人可能收支平衡上有時會出現困難，但失智患者在規劃、執行計劃或在處理數字都可能出現困難，例如依照一個熟悉的食譜做菜或處理每個月的帳單時出現問題。他們比較無法專心，且需要更多的時間來處理以前熟悉的事情。

## 3. 無法勝任原本熟悉的事務

　　失智症患者對於原本熟悉的事務常會忘記或遺漏既定的步驟，而無法順利完成，例如數學老師對於加減算數常出錯、英文老師不知「book」是什麼、年輕就開車的司機伯伯現在卻經常開錯路、銀行行員數鈔票有困難、資深廚師炒菜走味等。

## 4. 對時間地點感到混淆

一般人偶爾會忘記今天是幾號，在不熟的地方可能會迷路。但失智患者會搞不清楚年月、白天或晚上，不知道自己身在哪裡或如何來到這裡，甚至會在自家周圍迷路而找不到回家的方向。

## 5. 有困難理解視覺影像和空間之關係

一般人可能因白內障而出現視覺障礙，但失智患者可能在閱讀、判斷距離遠近、決定顏色或對比上會出現困難。失智患者可能會誤認鏡子中的自己是另外一個人，而覺得屋裡還有其他人存在。

## 6. 言語表達或書寫出現困難

一般人偶爾會想不起某個字眼，但失智患者想不起來的機會更頻繁，甚至會用其它的說法來替代簡單的用詞，例如：「送信的人（郵差）」「用來寫字的（筆）」等，部分患者語言理解出現困難。失智患者於會談中可能有困難跟上或參與討論，會談可能中斷、重複或不知如何進行。

## 7. 東西擺放錯亂且失去回頭尋找的能力

一般人偶爾會任意放置物品，但失智患者卻更頻繁及誇張，將物品放在不合常理或不恰當的位置，例如水果放在衣櫥裡、拖鞋放在被子裡、到處塞衛生紙等。失智患者於東西搞丟之後，無法回頭一步步尋找，且於找不到東西時常指控他人偷竊。

## 8. 判斷力變差或減弱

一般人偶爾會做不好的抉擇，但失智症患者更頻繁或偏差更

大,如聽信成藥等推銷廣告而付出大量金錢,或者買不新鮮的食物,借錢給陌生人、開車易發生交通事故或出現驚險畫面,過馬路不看左右紅綠燈等,穿著打扮可能不適合天候、場合或蓬頭垢面。

## 9. 從職場或社交活動中退出

　　一般人偶爾會不想上班或參與社交活動,但失智患者的生活嗜好、運動、社交活動、工作等都逐步減少。患者變得被動,且避免掉許多互動場合。常在電視機前坐好幾個小時,睡眠量比過去大,需要許多催促誘導才會參與事務。

## 10. 情緒和個性的改變

　　一般人年紀大了,情緒及性格可能會有些許改變,但失智患者較明顯,例如:疑心病重、憂鬱、焦慮、易怒、口不擇言、隨地吐痰、過度外向、失去自我克制或沉默寡言、特別畏懼或依賴某個家庭成員等。

# 失智症患者行為症狀一覽表

（註：此表以阿茲海默症為例，但依腦損傷部位不同，仍有個別差異）

| | 初期 | 中期 | 晚期 |
|---|---|---|---|
| 項目 | 症狀輕微，常常被忽略而延誤就診。 | 生活能力繼續下降，對日常生活事物的處理上變得更為困難。 | 幾乎完全依賴他人照顧。 |
| 遺忘 | • 常常忘了東西放在哪裡。<br>• 時常在找東西。<br>• 忘記跟別人之間的約會。<br>• 忘記別人跟他講過的事情。<br>• 比較不能記住最近發生的事情。<br>• 弄不清楚現在是幾年幾月幾日。 | • 忘記已發生過的事情。例如：是否吃過飯、洗過澡。<br>• 重複問同樣的問題。<br>• 對於辨認人物、認識環境和區分時間等更加困難。<br>• 遠期和近期的記憶衰退，日趨嚴重。 | • 忘記身旁熟悉的人、事、物，甚至包括一些長期記憶。例如：自己的地址、出生地、職業，或家人的角色及身分。<br>• 記憶嚴重喪失，不記得生命中重要的事情。<br>• 可能連自己是誰都不知道。 |
| 誤認 | • 只有在光線照明不佳、陰雨、夜間才容易發生誤認現象。 | • 時空錯亂，分不清早晨與黃昏與季節。<br>• 誤以為自己的家人或配偶是別人偽裝的，因而想趕走照顧他的配偶或家人。<br>• 以為目前所處的環境並非自己的家，常會吵著「我要回家」。 | • 現實感消失，例如把電視裡播放的劇情誤認為真，甚至會去攻擊電視機。<br>• 看到鏡子、反光物、窗戶中自己的倒影，會誤以為是別人，與之對話。 |
| 情緒轉變 | • 情緒起伏比以前大，例如會因遍尋不著想要的東西而生氣。 | • 同左<br>• 部分可能會有激動的行為，胡思亂想，突然發怒、大哭大叫等。 | • 可能會因無法表達或聽不懂意思而生氣。<br>• 情緒表達困難。 |

| 項目 | 初期 | 中期 | 晚期 |
|---|---|---|---|
| 個性 | • 變得猶豫不決,對事情難以下決定。<br>• 變得多疑、猜忌。<br>• 變得膽小、內向。<br>• 變得孤僻、暴躁、愛發脾氣。 | • 同左,但因對事情和語言的理解力、情緒控制力薄弱更容易發脾氣、受到挫折。常常與家人或照護者衝突。 | • 變為更為依賴,認知、記憶功能持續退化,個性表達不明顯。 |
| 言語表達 | • 言語表達出現困難,講話不如以前流暢。<br>• 想不起來要講什麼,或想不起來某件物體的名稱。 | • 說話字句變少,內容貧乏。<br>• 語言表達不連貫,缺乏邏輯性。<br>• 慢慢失去閱讀及語言能力。 | • 幾乎不說話或只重複某句固定的話。<br>• 語言能力下降,說話無法理解或不相關,無法與他人應對。 |
| 迷路 | • 在不常去的地方會迷路。<br>• 搭乘大眾運輸工具會下錯站。 | • 在住家附近或熟悉的地區也會走失。<br>• 搞不清楚方向,無法自己出門搭車,容易迷路。 | • 幾乎已無法自行外出。 |
| 妄想 | • 懷疑配偶對自己不忠。<br>• 憂心會被家屬遺棄。<br>• 被迫害妄想,認為鄰居會傷害他、或偷他東西。 | • 同左,除頻度較高外,更容易因妄想引發繼發性的語言與肢體暴力。 | • 無法表達 / 無此反應。 |
| 視幻覺 | • 看到房間裡有人,可能是熟識者、已死去的親屬、或不認識的人。或看到小孩在床上玩。有時會看到昆蟲、蛇等令人感到不愉快的東西。 | • 同左。並可引起繼發性妄想。 | • 無法表達 / 無此反應。 |

| 項目 | 初期 | 中期 | 晚期 |
|---|---|---|---|
| 漫遊或躁動 | • 坐立不安，不停走動。<br>• 想要離開家裡到外面去。 | • 同左，但嚴重度較高。受阻時容易發生衝突。 | • 肢體功能減退，容易跌倒發生意外。 |
| 不恰當行為 | • 重複動作，例如不斷地把東西收進櫃子又拿出來，或不斷摺衣服等。<br>• 同樣問題重複問很多遍。 | • 亂藏東西，把一些沒有用的東西，甚至垃圾藏起來，或者把拖鞋放棉被裡、把手錶放冰箱裡。<br>• 可能因為妄想的內容或照護者不適當的回應，而被激怒，產生言語恐嚇，甚至暴力行為。<br>• 缺乏判斷力和理解力，在公共場所出現不適當的舉動。 | • 完全依賴他人照顧，無不恰當行為之反應。 |
| 睡眠障礙 | • 日夜顛倒，夜間起來遊走或從事其他活動。 | • 日夜顛倒，可能整夜不睡，白天嗜睡。 | • 日間節奏紊亂，白天睡眠次數時間更長。經常打盹，睡眠能力與清醒能力退步。 |
| 行動能力降低 | • 變得不愛出門。<br>• 對之前從事的活動顯得興趣缺缺。 | • 無法順利出門到達目的地，甚至在家中開始找不到廁所、自己的臥室。 | • 行走困難。<br>• 須藉助輪椅行動，甚至臥床不起。<br>• 無法坐起、站立。 |
| 飲食問題 | • 吃過了之後還表示要再吃東西。<br>• 飲食方面可能需要別人協助。 | • 無法備餐，需他人協助。<br>• 飲食不正常：重複要食情形較嚴重。 | • 無法自己進食。<br>• 拒絕飲食。<br>• 可能會有吞嚥困難。 |

| 項目 | 初期 | 中期 | 晚期 |
|------|------|------|------|
| 生活障礙 | • 對於複雜的生活功能發生障礙，例如錢財管理出錯、烹飪能力下降等。<br>• 對器物的使用能力下降，例如時常打錯電話。<br>• 判斷力和工作能力逐漸減退。 | • 很難獨自完成煮飯、清潔、購物等事。<br>• 失去使用日常用具的能力，例如洗衣機、冷氣機、遙控器等。 | • 完全無法獨立生活，失去自我照顧能力。 |
| 穿衣及個人衛生問題 | • 有時會出現選擇了不適當的衣服的現象。 | • 個人清潔衛生處理變差，如上廁所、洗澡等需要他人協助。<br>• 無法適當的穿衣或處理衣物，例如天氣很冷時只穿了一件短袖、髒衣服當乾淨衣服穿等。<br>• 可能會開始偶有失禁的情形。 | • 大小便失禁。<br>• 穿衣無法自理。 |

# Q12 患有失智症的人會有哪些症狀及行為？

　　失智症患者最早發生的核心症狀是認知功能的退化，尤其以記憶力的退步最為明顯。失智症患者初、中、晚期的各類症狀，可用第 50 ～ 53 頁表格表示。要說明的是，許多症狀依患者的實際情況各有不同，有些症狀更是難以區分初、中、晚期，所以表中列的各期症狀乃做為參考用。真的要確定患者的功能退化及認知障礙程度，必須利用「臨床失智症量表」（CDR）（請見附錄，第 272 頁）來進行。

# Q13 失智症 常用的藥物有哪些？

　　失智症的治療方式依其病因而有所不同，所以應先找出導致失智的原因。值得一提的是，失智症可運用的藥物種類很多，但主要目的在減輕症狀。合乎規定者，健保可以給付。

## 失智症治療：認知功能常用藥

| 藥品名 | 產品圖片（註1） | |
| --- | --- | --- |
| **1. 膽素功能治療** | | |
| 愛憶欣 Donepezil（Aricept） | | |
| 憶思能 Rivastigmine（Exelon）膠囊 | | |
| 憶思能 Rivastigmine（Exelon）貼片（註2） | 5 cm$^2$ | 10 cm$^2$ |
| 利憶靈 Galantamine（Reminyl） | | |
| **2. 非膽素功能治療：天門冬酸** | | |
| 憶必佳 Memantine（Ebixa） | | |
| 威智 Memantine（Witgen） | | |

註1：藥品圖片會因劑量及包裝形式有所不同，請洽詢您的藥劑師
註2：圖片來源：https://ksph.kcg.gov.tw/7/dfiles/images/EXELON.jpg；
　　　http://www.kmuh.org.tw/med/medimage/images/e/EXE10.jpg

# 一、病因性治療

- 阿茲海默症目前很多研究方向,是從防止或減少神經纖維糾纏及類澱粉斑等病理變化之成形著手。
- 若為血管性失智症,則可針對血管危險因子,如高血壓、糖尿病、高血脂之治療及抗血栓治療。
- 若為可逆性失智症,例如因外傷、營養素不足而造成的疾病,則應找出可逆性病因,針對病因進行治療。
- 抗氧化物、自由基清除劑、女性荷爾蒙、非類固醇抗發炎藥物治療。
- 基因治療:幹細胞治療。

# 二、認知功能藥物治療

## 1. 膽素功能治療

　　抗乙醯膽鹼水解酵素之治療,可藉由提高乙醯膽鹼濃度,改善失智症狀及精神行為症狀,但可能會有腸胃不適(噁心嘔吐)、肌肉抽筋、緩脈等副作用。目前衛生福利部食藥署已核可的藥品有三種,主要是針對輕中度失智個案,合乎規定者健保可以給付。

　　藥品名稱如下:

- 愛憶欣 Donepezil(Aricept)
- 憶思能 Rivastigmine(Exelon)(膠囊及貼片兩種)
- 利憶靈 Galantamine(Reminyl)

## 2. 非膽素功能治療:天門冬酸

　　藥品名稱為:

- 憶必佳 Memantine(Ebixa)
- 威智 Memantine(Witgen)

**補充說明：**

憶思能貼片有 5 平方公分和 10 平方公分兩種。

5 平方公分貼片，每 24 小時釋放劑量相當於口服的 4.6 mg，10 平方公分貼片，每 24 小時釋放約相當口服的 9.5 mg。

憶思能貼片每天一次，貼於清潔、乾燥、無毛髮、完整健康的皮膚上，粘貼的地方應選擇不會因穿著衣物容易磨擦掉貼片的部位。建議的部位為上背或下背部，因為患者較不可能移除這些部位的貼片，若無法貼在背部時，可貼於上臂或胸部。

建議每天變換不同的部位粘貼，以避免對皮膚產生刺激性。每 24 小時應更換新的貼片，每一次只能貼一片。相同的點於 14 天內不可再貼新的貼片，且貼片不應貼於發紅、受刺激或割傷的皮膚。

## 三、行為及精神症狀治療

90% 以上的失智患者在病程中會出現行為或情緒問題，例如產生視或聽幻覺，嚴重者會有躁動不安或憂鬱的現象發生。

面對行為及精神症狀，先以非藥物方式處理，如環境改善、安排有興趣的活動等。若需使用抗精神用藥，宜從低劑量開始使用，依照需要逐漸加量，至出現適當之療效為止。在行為及精神症狀得到控制或緩解之後，應該經常檢討藥物之用量及抗精神藥物使用之必要性，情況許可就要減量或停用。

傳統的抗精神用藥會產生椎體外運動系統的副作用，容易導致走路不穩失去平衡而跌到。新一代抗精神藥物雖較少椎體外運動系統的副作用，但仍有昏睡和直立性低血壓而頭暈的情形，使

用上仍須小心。

而美國食品暨藥物管理局（FDA）也警告，使用抗精神藥物可能會增加心血管及腦血管疾病之發生率、加速認知功能退化，甚至可能提高失智症患者之死亡率。

## 1. 抗精神用藥

包括理必妥（risperidone）、金普薩（olanzapine）、思樂康（quetiapine）等，可減輕患者躁動不安、妄想疑心、幻覺及攻擊行為。

## 2. 抗憂鬱劑

主要是選擇性血清素再吸收抑制劑（SSRIs），可減輕患者的憂鬱症狀。

## 3. 抗焦慮劑或安眠藥

可幫助患者減輕煩躁不安及失眠之情形。

## Q14 聽說現在有針對阿茲海默症開發的新藥？

2023 年，有兩個單株抗體的藥物已經通過或即將通過美國食品藥物管理局（FDA）的許可，用在輕度認知障礙或早期阿茲海默症的病人身上，有意義的延緩阿茲海默症的惡化。它們分別是衛材的 lecanemab 和禮來的 donanemab。

## 1. lecanemab

2023 年 7 月 6 日，美國食品藥物管理局（FDA）正式通過了衛采（Eisai）/ 百健（Biogen）合作開發的阿茲海默症藥物 LEQEMBITM（lecanemab-irmb）。這是一種人類免疫球蛋白（IgG1）的單株抗體，可針對可溶性以及不可溶性的類澱粉蛋白作用，清除堆積在阿茲海默症病人大腦內的類澱粉蛋白和斑塊。這是人類發現阿茲海默症（1906 年）118 年來，第一個有效的可以改變病程的藥物（disease-modifying drug）。

lecanemab 清除類澱粉斑塊的能力非常優異，檢視類澱粉正子射出斷層影像（amyloid PET）的堆積程度，在使用 lecanemab 藥物 3 個月以後，治療組跟對照組之間已經有顯著差異。

- 使用一年半（18 個月）後，可以減緩 27% 的臨床惡化的程度（以臨床失智症量表的分項總分 CDR-SB 的平均值代表整體認知與生活功能）
- 使用一年半後，可以減緩認知功能退化 26%（以阿茲海默症評估量表—認知 14 題 ADAS-Cog14 為評估工具）
- 更可貴的是，在使用一年半後，日常生活功能的退化可以延緩 37%（以阿茲海默症合作研究的輕度認知障礙日常生活功能量表 ADCS MCI- ADL 為評估工具）。

以外推法估算（CDR-SB 斜率分析），治療組在 25.5 個月時才到達對照組 18 個月的整體認知與生活功能的程度，也就是説，可以延緩疾病惡化達 7.5 個月。

在副作用方面，最常見的是在點滴注射灌流時的反應（治療組 26.5%，對照組 7.4%），雖然發生率很高，但是絕大多數（96%）是屬於比較輕的（屬第一、二級）反應，而且多數（75%）是發

生在第一次注射時。其實移除類澱粉蛋白堆積的藥物有一個共同的副作用就是會產生類澱粉蛋白相關的影像異常（ARIA）。ARIA 最常見的是暫時性的局部腦水腫，有時伴有腦實質內或腦表面的微小出血點。雖然 ARIA 常常沒有症狀，但是可能發生的症狀包括頭痛、意志混亂、頭暈、視覺改變還有噁心。ARIA 還會有一些罕見的嚴重腦水腫，會危及生命並合併癲癇發作和其他嚴重的神經學症狀。這一類的治療有可能會產生大腦出血，而導致病人死亡。美國食品藥物管理局在藥品仿單有加入有關於 ARIA 的「黑框警示」，用以提醒開方醫師、病人、照護者有上述的風險。

另外還有兩類病人使用這個藥有較高的風險：

- 第一類，就是載脂蛋白對偶基因 ε4 型（ApoE ε4）同型合子（homozygote）的攜帶者（就是帶兩個 ε4，ApoE ε4/ε4），這種人發生 ARIA 的機率比較大而且嚴重度比較高。因此在使用前建議先檢驗載脂蛋白對偶基因的狀態。
- 第二類，就是使用抗凝血藥物的人接受 lecanemab 治療，其大腦出血的次數會比對照組的人來得高。因此針對使用抗凝血藥物或具腦出血風險因子者要特別謹慎。

## 2. donanemab

在 2023 年 7 月荷蘭阿姆斯特丹舉辦的阿茲海默症協會的國際會議（AAIC）中，lecanemab 的最大競爭對手，就是禮來（Eli Lilly）藥廠的 donanemab。禮來發表了它三期臨床試驗的研究資料顯示：

- 與安慰劑相比，臨床惡化的程度（CDR-SB）減緩了 36%，整體來說也是可以延緩退化到 7.5 個月。

- 疾病進展到下一個階段的風險下降了 39%，看來效果比 lecanemab 還好，尤其是在輕度認知障礙組 46%（CDR-SB）、中低 Tau 濃度組、75 歲以下受試者 45%（CDR-SB）。
- 對認知功能延緩退化的效果隨著時間越來越好，與對照組的差異隨著 24 周、52 周、76 周越來越大。
- 還有一個很大的優勢，禮來認為類澱粉蛋白的斑塊清除乾淨以後，就不需要再使用 donanemab（平均用 47 周即可達標）。停藥以後退化的速度還是比對照組的慢，不過類澱粉蛋白再堆積，是不是需要再治療，這方面需要一段時間的追蹤觀察才能下結論。
- lecanemab 是兩周治療一次，比起 donanemab 一個月治療一次，方便許多。

對 donanemab 相對較不利的是，其 ARIA 比 lecanemab 高。donanemab 整體 ARIA 很高（治療組 36.8%，對照組 14.9%），所有大小出血的比例也不低（治療組 31.4%，對照組 13.6%），腦水腫的部分（治療組 24% 對照組 2%）也是。而且有 3 例治療相關的死亡個案，在對照組也有一名。禮來已經在第二季完成跟 FDA 提出申請，希望年底獲得通過。

台灣可以得到這些先進治療的時程，即使自費使用大概都要再晚個一兩年以上，因為目前在美國的定價都很高昂，據說 lecanemab 估計是 2 萬 5 千美金一年，勢必對健保財務造成衝擊，這也是開放給一般患者使用前的一個重要考量。

# Q15 除了醫師開的藥物之外,還有哪些方式可以協助延緩失智病況惡化?

　　不管是失智者本人或是家屬,最大的期待是「能延緩退化」,而延緩退化的策略與降低失智風險的策略是一致的。因此,失智者與家屬可一起多運動、多參與社區活動、多動腦(下棋、跳舞、逛博物館……)、採地中海式飲食等。

## 1. 適量的運動

　　運動對於延緩失智退化具有最強之實證。研究證實,運動對於 65 歲或以上的老年知能障礙或失智症患者,有改善體適能、認知功能以及行為問題的效果。每天多運動 20 分鐘,半年後有運動的組別比起沒有運動的組別,在阿茲海默認知功能檢查量表(ADAS-Cog)的得分低 2 分(分數越高越嚴重,滿分 70 分),很值得患者與家屬一起努力。

　　患者到後期會變得很被動,由於睡眠能力與維持清醒的能力都下降,整天下來睡睡醒醒,白天坐在椅子上就會打瞌睡,導致晚上更不容易睡得安穩,甚至起來遊走。適量的活動能消耗患者多餘的體力,有助患者夜晚的安眠。

　　建議家屬盡可能與失智者一起進行運動,例如每周至少三天,每天走路至少 30 分鐘,或每天安排 30 分鐘一起做體操等。

## 2. 認知訓練

　　由專業人員設計的認知遊戲可幫助患者活化大腦,減緩功能退化。家人在日常生活中,多請教患者意見,引導患者剪報、抄

書、下棋、列菜單等,皆可刺激患者多動腦。基本上只要是患者有興趣、有意願參與、不容易產生挫折的活動,都是好活動。

### 3. 懷舊治療

多半是用團體活動的方式來進行,通常會利用一些舊時的物品或器具,引導患者發言,並藉此產生與他人的互動。在家中,則可以常與患者閒聊童年趣事,例如以往的生活經驗、以前讀書時學校的情形如何、過年過節時都做些什麼事等。家屬要製造機會讓他多說話,即使這些內容已聽過好幾十遍。

在進行懷舊活動時,患者不但得提取遠程的記憶,還須將它們組織整理,再用語言表達出來,是維持患者功能一個非常好的方法。

### 4. 音樂律動

運用音樂來改善失智者情緒、語言表達及認知功能,是普遍被使用的非藥物療法,由最簡單的卡拉 OK 歡唱到由治療師帶音樂活動,都能對失智者有不等程度的幫助。近年更加入了舞蹈律動的元素,有些研究發現這種結合音樂與舞蹈(肢體活動)的方式,有加成甚至相乘的效果。

### 5. 藝術創作

藝術創作是一直很受失智者及家屬歡迎的活動,活動過程中患者比較容易保持注意力,且因為可以看到成品,容易有成就感。透過藝術創作的過程,對失智者認知功能的運用及維持以及情緒的改善,都能有所助益。

## 6. 現實導向

是為了幫助失智者對當下的人、時、地有較清楚的了解。

家屬可以常呼喚患者的名字，或將照護者的名字告訴他。對於比較不常見面、不是住在一起的家人或兒孫輩，建議每次見到長輩時都要稱呼他，並自我介紹，例如：「阿公，我是您的孫子OO啦。」此外還可讀報或說明電視新聞給失智者聽，讓他知道現在發生了什麼事。但記得要將內容具體化、簡單化，用最白話的短句慢慢的敘述，需要時重複相同的語句也不用擔心。

還有進行現實導向時切記，重點不是他記得多少，若在現實導向後去「考」患者今天是幾月幾號或新聞的內容等，只會帶來挫折、讓患者拒絕參與活動。

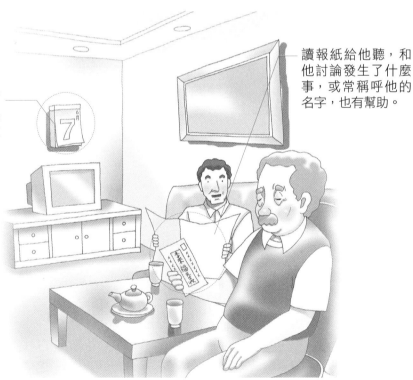

明顯標有年月日的日曆，可助失智患者保有較好的現實感。

讀報紙給他聽，和他討論發生了什麼事，或常稱呼他的名字，也有幫助。

## 7. 照光治療

光線對人體具有相當大的作用，一來可以穩定情緒，減少憂鬱症的發生，二來可以幫忙大腦調整生理時鐘，使人體作息趨於規律。

在高緯度國家（例如北歐）因為冬天陽光不足，容易產生所謂的「季節性憂鬱症」，因而必須用燈箱來對憂鬱症患者做治療，但在台灣光線亮度是足夠的。失智症患者每天固定接受陽光的照射（至少 30 ～ 60 分鐘）有助於情緒穩定，減少日夜顛倒的現象，但請注意不要選在正午時曬太陽。

簡單來說，晨間（早上 10 點以前）的陽光會幫助患者夜間時比較早入睡（時相提前），黃昏的日照（下午 4 點以後）會延後入睡的時間（時相延遲）。不過這種時相的提前或延遲的效果，通常最多只有一個小時左右，且對於重度患者因其內在生物時鐘的神經系統都已經退化破壞得差不多了，因此效果就更有限了。

## 8. 環境調整

環境中過於吵雜、複雜的刺激都有可能引發失智者的躁動行為，只要控制好環境，即可降低行為問題發生之頻率。請參考第 171 ～ 179 頁「居家環境安排」小節。

## 9. 瑞智學堂等認知促進團體

家屬在家中帶失智者參與活動相對比較困難，但當失智者參加團體時，因為團體的鼓勵氛圍，導致失智者產生更好的活動參與度，進而維持更好的功能。

團體的社交互動，可協助患者與他人建立友誼，讓患者的人際需求被滿足。在他與別人講話的過程中，對方的傾聽會讓患者覺得被欣賞與肯定，覺得自己很有價值。

　　台灣失智症協會針對輕度失智患者給予每次 10 周的活動介入，包括懷舊團體、頭腦體操、藝術治療、音樂治療等課程。在經過 20 周的活動之後發現，參加的成員其阿茲海默認知功能檢查量表（ADAS-Cog），比他們剛開始參加時降低（進步）了 2 分。像這類具治療性的團體活動，已經在全國逐漸推廣。

　　2018 年全台有至少 70 個單位與台灣失智症協會合作，提供瑞智學堂的服務。另外，衛福部補助全台 350 個以上的失智症社區服務據點，所有據點都要提供失智者認知促進活動。此外目前也已經有一些私人機構提供收費的認知促進的活動，家屬可以多多參考比較。

　　總之對於輕度失智症患者，家屬不但要鼓勵，並且要協助他們安排各種運動、智能、社交等活動，讓患者可以提升生活品質，並減緩功能的退化。

## 10. 其他非藥物療法

　　近年逐步有更多的非藥物療法運用於失智者之照護，如園藝治療、戲劇治療及知覺統合療法等，這是可喜可賀之事，期待未來逐步取得實證資料而能大量推廣。

　　芬蘭一個 1200 人參與，大規模的兩年期、多面向的「老年人預防認知障礙及失能的介入計畫（FINGER）」獲得成功之後，這種包括運動、飲食、認知社交刺激、積極控制血管／代謝危險因子來降低失智症高危險族群的認知功能退化機會，經實證有效。在此之後，一個更大規模的全球 FINGERS 研究計畫正在進行，其試圖整合不同專業網絡，藉由交換國際間同質化的資料與經驗，來預防認知障礙與失智症。

　　這個全球計畫試圖複製在芬蘭的成功經驗，進行多面向的介

入，並且在包括美國、歐洲（芬蘭、瑞典、德、法、西）、新加坡、澳洲及中國等世界各地開展。在有效的藥物及治療普及之前，非藥物療法非常值得推廣並實施。

除了近年來各國多面向的介入研究外，以往很著名的修女研究亦揭露了一項事實，即大腦中的阿茲海默症病理變化並不等同於失智症的嚴重程度；教育、複雜的工作以及持續活躍的心智活動與社會互動，才是讓失智症的臨床症狀延後出現的關鍵。

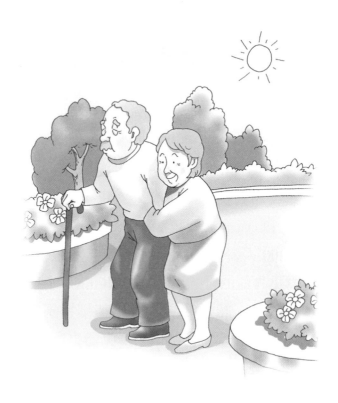

適量的運動有助於調整失智患者的生理時鐘，因此白天時可陪他出去走走、曬曬太陽。

## 亮光治療與失智症

亮光療法（Bright light therapy）是光照治療（phototherapy，也稱照光治療）的一種，長久以來研究者發現亮光療法對於睡眠障礙的治療有益處，也可以幫助調節日夜節奏。在高緯度國家的經驗，亮光療法對於季節性情緒疾患的療效早已獲得肯定，它的應用範圍也逐漸擴展到其他如重度憂鬱、周產期憂鬱症等情緒疾患的輔助性治療。

從 1990 年代起有一些研究者開始探討亮光療法在失智症病人的療效。初期還是聚焦在是否改善失智者的睡眠和調節他們的日夜節奏障礙，包括減少白天、增加夜間睡眠的時間，逐漸地更多的研究者注意到亮光療法對於改善失智者動作的坐立不安、躁動、冷漠和憂鬱情緒都有幫助。

2023 年有一篇綜合性研究回顧過去 20 多年來的隨機分配、對照組試驗，發現亮光療法在整體認知功能的效果跟對照組間有顯著差異。然而在這個回顧研究裡其他包括憂鬱症狀、躁動（有差異趨勢但未達統計上顯著）、睡眠效率等卻都未達到顯著。在這個綜合研究所收錄的隨機分配、對照組試驗的亮光治療在實施的技術參數上尚未一致，包括光譜（全日光光譜、綠藍光）、照度（從 200 ～ 14,000 lux）、照射時間（早上 6：00 ～ 7：00 或 9：30 ～ 10：30）、照射時長（30 分鐘～ 2 小時）、實施頻率（每天 1 次、1 周 5 次）、治療期間的長短（10 天～ 24 周）。

### 強化藍光的白光光照療法

然而從舒適和實用的角度來看，雖然高照度可以比較快速達到有效劑量，例如 10,000 lux 的白光（全光譜）照 30 分鐘，5,000 lux 就要照到 45 ～ 60 分鐘。但是對於坐在 10,000 lux 白光燈箱前方大約 60 公分處 30 分鐘，不是每個人都能覺得很舒服，有些人會有頭痛、頭暈、噁心、眼睛疲勞的副作用。因此有人研究在這些光譜成分中，藍光對於治療季節性情緒疾患的療效最佳，所以發展了強化藍光的白光光照療法，認為較低照度 750 lux 的強化藍光的白光效果，可以等同於 10,000 lux 的全光譜白光。

有些在工作場域的研究發現強化藍光的照明可以提昇員工工作表現、改善清醒程度、減輕疲勞感。然而藍光對於眼睛的安全有一些疑慮存在，強照度的藍光（例如太陽光裡頭的藍光）對水晶體、視網膜都有不利的影響，是加速老年性黃斑部退化的重要危險因子。因此尋求一個兼顧安全、舒適和效果的綠藍光強化的光照治療（2500 lux 以上）應運而生。

### 為何亮光療法有效？

至於亮光療法的生理機制是什麼呢？

對於**改善睡眠與日夜節奏**，當然是透過眼睛視網膜的感光細胞，接受強光照射再將神經訊號傳到腦內下視丘的視叉上核，最後到達松果體去調節褪黑激素的分泌。

至於**對憂鬱情緒的改善**，是透過增加血清激素的分泌或降低血清激素轉運體的作用，來提昇血清激素系統的效能。

另外光照治療可以透過抑制褪黑激素的分泌來增加多巴胺的量，以提昇白天的醒覺和注意力，因而可能**改善認知測試的表現**。

最重要的是透過增加夜間的睡眠，也會**減少患者安眠藥、鎮靜劑、抗精神藥物（降低躁動）的使用**，減輕失智者因服用上述藥物所導致的白天昏沉、嗜睡、躺床等現象。這有助於增加患者參與社區失智據點或日間照護中心等活化心智課程的機會，除了減緩失智者功能退化的速度，辛苦的照護家屬也可以趁此稍獲喘息。

理想上，老人家每天最好在早上時間有戶外活動享受陽光30 分鐘的機會，早上 10：00 以前的亮光對於調節日夜節律效果比較好。正午的陽光太強，照度可以超過 10 萬 lux，可能對黃斑部造成傷害，紫外線也會增加皮膚癌的風險，反而要避免。

總之，雖然亮光療法在失智症認知功能的療效尚待大規模研究來證實，但是對於很少出門活動接觸陽光、家中缺乏良好的自然光線、室內照明不足，或是居住在陰雨天相對較多的北部地區之長輩，可以在家中實施亮光療法，至少對於失智者的白天清醒程度及夜間睡眠會有幫助，對於失智者的各種症狀是一種相當具潛力的輔助性治療。

# Q16 聽說失智症有疫苗？

　　這幾年來醫學界的確一直在研發阿茲海默症疫苗。阿茲海默症的患者腦部會有類澱粉斑的沉積，而發展出來的疫苗，即是在患者發病初期，先注射這種類澱粉的疫苗，刺激人體的免疫反應，抑制類澱粉蛋白質在腦部的堆積。

　　第一代的疫苗雖然證實有清除類澱粉蛋白的作用，但是曾在少數人身上（6%）造成腦炎的併發症，甚至有因而死亡的案例。

　　但是包括主動與被動免疫的新一代的疫苗問世後，也已展開各種不同階段的臨床試驗，初步資料顯示安全性已有改善，且能夠移除類澱粉斑塊，但臨床上包括改善認知功能或日常生活功能的效果，或長期來說是否能阻止或延緩阿茲海默症的惡化，則有待進一步的研究。

　　即使將來疫苗成功問世，也不是每個人都必須接受注射，而會以前面所說的高危險族群為建議施打對象。

## 疫苗建議施打對象

- 高齡者
- 一等親中有人發病
- 女性
- 教育程度較低
- 有高血壓、高膽固醇、糖尿病、頭部外傷或唐氏症者。

# Q17 失智症可以預防嗎？

　　越來越多的醫學或公共衛生學的證據顯示，有許多潛在可以改變的失智症危險因子。2017 年《刺胳針》雜誌（Lancet）的「失智症預防、介入與照護」委員會，指出低教育程度、高血壓、聽力障礙、抽菸、肥胖、憂鬱、缺少運動、糖尿病以及缺乏社交等 9 個潛在可改變的失智症危險因子。接著在 2020 年又增加了過度飲酒、頭部外傷、空氣汙染等 3 個可改變的失智症危險因子。綜合來說這 12 個可改變的危險因子，大約造就了全世界 40% 的失智症，理論上，改變這 12 個危險因子就能夠預防或減緩失智症的發生。

　　Lancet 的委員會運用這 12 個危險因子打造了一個生命歷程的模式，並計算出每一個危險因子的人口歸因風險百分比（Population Attributable Fraction, PAF），就是人群中歸因於該危險因素而發生失智症的比例（如圖）。創建生命歷程模式的意義就是讓大眾了解，不管是在生命中任何階段，預防失智症永遠不會太遲更不會太早。早期（45 歲以前）的風險主要是來自於認知儲備建立的不足（低教育程度），在中期（45 ～ 65 歲）與晚期（65 歲以後）的風險則來自於認知儲備的量能受到負面的影響或者形成促發神經病理發展（導致神經細胞退化或破壞）的因子。

　　其實失智症風險的預防須包括政策面的和個人的努力：

## 生命歷程與失智症風險因子

| 危險因子 / PAF% | | 對策 |
|---|---|---|
| **生命歷程早期**<br>低 教 育 程 度<br>7% | 認知儲備建立的不足 | 初、中等國教育<br>終身學習 |
| **生命歷程中期**<br>聽力障礙 8%<br>頭部外傷 3%<br>高血壓 2%<br>飲酒過量 1%<br>肥胖 1% | 認知儲備建立的不足<br>或<br>促發神經病理發展 | 使用助聽器、<br>防噪音聽損<br>保護頭部<br>收縮壓 <130 mmHg<br>每周 <21 酒精當量<br>BMI<30 |
| **生命歷程晚期**<br>抽菸 5%<br>憂鬱 4%<br>缺乏社交 4%<br>缺少運動 2%<br>空氣汙染 2%<br>糖尿病 1% | | 戒菸<br>維持社交網絡，<br>預防憂鬱症<br>每周 2.5 小時中等以上<br>強度運動<br>避免空氣汙染或<br>二手菸暴露 |
| **潛在可改變**<br>**40%** | | 其他<br>良好睡眠<br>健康飲食型態 |

PAF %: 人口歸因風險百分比，人群中歸因於該危險因素而發生失智症的比例。

## 1. 政府方面

- 提供兒童、青少年接受初等、中等國民教育的機會
- 降低環境空氣汙染的程度（PM2.5、二氧化氮）、防制二手菸害
- 減少嚴重頭部外傷的機會（嚴禁酒駕、強制騎乘機車時應戴安全帽、駕駛或乘坐汽車應扣安全帶……）
- 教育國民酗酒、抽菸的壞處

## 2. 個人方面

- **從中壯年開始（40 歲）**

  - 血壓控制在收縮壓 130 毫米汞柱（mmHg）以下，高血壓藥物可以說是目前證據醫學中能有效預防失智唯一的藥物治療。

  - 鼓勵使用助聽器並且透過控制噪音的過度暴露來預防聽損

  - Lancet 委員會建議限制酒精的攝取，基本上一周不超過 21 個酒精當量（一個酒精當量是 10 公克），大約是女性一杯紅酒、男性兩杯紅酒。但是台灣人因為喝酒會臉紅的人（體內缺乏乙醛去氫酶 ALDH2，無法正常代謝酒精轉化成的乙醛）的比例全世界最高（45 ～ 47%），所以台灣人的酒精建議量應該更低。

  - 戒菸可以降低失智症風險，即使到老年都還有效。

  - 維持適當體重減少肥胖以及其相關疾病如糖尿病的風險。中年體重過重的世代研究顯示，只有肥胖（BMI ≧ 30）的人在晚年的時候會增加失智症的風險，過重的人不會（BMI 在 25 ～ 30）。但是中年人 BMI 在 25 以上，如果可以減輕

體重超過 2 公斤，就可以看到記憶和注意力進步的效果。

- 至於糖尿病是失智症明確的危險因子，而且其風險隨著糖尿病罹患的時間長度與嚴重程度而增加。有統合分析研究顯示，接受二甲雙胍（metformin）治療的糖尿病患者，會降低認知衰退及失智症的風險。不過糖尿病藥物治療對降低認知衰退與失智症風險的效果尚未有定論。

## • 從中年到老年

- 維持經常運動的習慣，每周都要有運動，至少中等以上強度（到開始流汗），其中以有氧運動對認知功能維持的效果最佳。

- 減少憂鬱症的發生，憂鬱症是失智症的一個獨立危險因子，尤其是在生命歷程中晚期以後發生的憂鬱症，但憂鬱症也是失智症的一個前驅症狀，意思是在失智之前就發生憂鬱症，此外一個澳洲的研究發現，接受憂鬱症藥物治療可以延緩失智症。

- 社交（社會接觸）可以促進認知儲備，跟憂鬱症一樣，孤單或社交隔離也有可能是失智症的一個前驅症狀。新冠肺炎疫情期間，很多老人家因為不敢出門社交或家人不給他們出門活動，這段時間內觀察到認知功能急速退化的情形並不少見。

其他還未列在這 12 個危險因子當中（可能因為研究難度較高，至今證據還不足），但是重要的潛在危險因子包括睡眠和飲食。睡眠障礙可以跟下列的身體狀況相關：大腦類澱粉蛋白的堆積、膠淋巴系統清理功能下降、低度發炎、tau 蛋白增加、缺氧及心血管疾病。透過這些機制可能導致阿茲海默症，但反過來說

阿茲海默症又會影響睡眠。睡眠長度跟認知障礙或失智症的關係呈現一個 U 字型分佈的關聯性，就是睡眠時間短於 5 小時或長於 10 小時的人，比那些睡長於 5 小時、短於 7 小時的人，罹患失智症的風險較高。至於安眠藥是否會增加失智症的風險，目前尚無定論。有一個 2018 年的研究甚至認為，這種安眠藥與失智症的關聯可能是倒因為果或其他干擾因子所造成。例如阿茲海默症患者可能早在失智症開始之前，其睡眠功能就開始退化，比較需要常常或長期服用安眠藥，導致服用安眠藥和失智症發生率有較高的相關性。

睡眠跟失智症發生率的研究困難，同樣的，飲食和營養成分對失智症的影響對於研究者來說，也是很大的挑戰。目前包括世界衛生組織（WHO）在內，比較有共識的建議是進行整體的飲食型態而不是個別營養素的補充，才能減緩認知衰退和失智症。例如地中海或類似的北歐飲食就是大量攝取蔬菜、豆類、水果、堅果、穀類和橄欖油、適當的魚類並減少食用飽和脂肪、肉類和加工食品。

總合來說，失智症的預防跟心血管危險因子的控制的方向是一致的，而且最好儘早開始，包括接受教育並終身學習，避免頭部外傷、遠離抽菸、喝酒。認真維持三動，就是認知、體能、社交的活動，過一個身、心都健康的生活型態，方能遠離認知衰退，預約一個沒有失智症的未來。

# Q18 預防失智症，還有哪些具體作法？

　　在預防失智症的研究中，多數以阿茲海默症為主，民眾應積極在生活中增加大腦保護因子（趨吉），同時減少危險因子（避凶），以降低罹患失智症的風險，甚至預防失智症的發生。

　　以下這方法，都呼應了前面 Lancat 委員會所提出的研究。

## 一、趨吉（增加大腦保護因子）

### 1. 多動腦

　　從事可刺激大腦功能的心智活動或創造性活動，可降低罹患失智症之相對風險近 5 成。民眾應養成終身學習的習慣，以增強腦細胞間有效的神經鍵結，並儲備大腦認知功能（儲存腦本）。

　　**建議**：保持好奇心、接觸新事物、參加課程、學習新知、閱讀書報雜誌、寫作、猜謎、打橋牌、打麻將、繪畫、園藝、烹飪、縫紉、編織、規劃旅遊、參觀博物館、聽音樂會。

### 2. 多運動

　　中年時期能每周規律地從事 2 次以上的運動，對失智症與阿茲海默症都有保護作用，其相對風險下降近 6 成。

　　**建議**：維持每周 2 ～ 3 次以上規律運動的習慣，如走路、爬山、游泳、騎自行車、健身房、柔軟體操、有氧運動、瑜伽、太極拳、元極舞等。

## 3. 採地中海飲食

　　地中海飲食被證實可降低心血管疾病與某些癌症的風險甚至是整體死亡率，阿茲海默症發病的相對風險下降約 7 成。

　　**建議**：多攝取蔬果、豆類、堅果、未精製穀類；使用橄欖油等不飽和油脂來烹調或調拌沙拉，少食用飽和性脂肪；多攝取深海魚類；可維持飲用適量葡萄酒的習慣，但無此習慣者則不建議喝酒。

　＊ 目前不建議長時間、高劑量從飲食以外的來源進行補充維生素或深海魚油，以免過量而造成副作用。

## 4. 多社會參與

　　研究顯示，多參與社交活動可降低罹患失智症之相對風險約 4 成；孤單的人，罹患阿茲海默症的風險增加 2 倍以上，孤單的生活方式其認知功能退步速度比較快。

　　**建議**：努力保持社會參與、和人群接觸，如參加同學會、公益社團、社區活動、宗教活動、當志工、打牌等，都有助於增加大腦的血液灌流量，降低失智症發病之風險。

## 5. 維持健康體重

　　中年時期肥胖者（BMI ≧ 30），其阿茲海默症發生的相對風險上升 3 倍，過重者（BMI 介於 25 ～ 30 之間）升高 2 倍。老年過瘦（BMI < 18）失智風險亦提高。根據台灣本土資料的研究，65 歲以上老人家 BMI 在 25 的時候，失智風險最低。

　　**建議**：避免肥胖、過重或過瘦，維持健康體位（18.5 ≦ BMI < 24）。老年人不宜過瘦，很多研究都顯示在發生失智之前的數年前，很多人的體重就開始下降，略為過重反而降低失智風險。老人家真的要多多「保重」。

## 二、 避凶（遠離失智症危險因子）

### 1. 三高（高血壓、高膽固醇、高血糖）

高血壓、糖尿病、心臟血管疾病、腦中風都會增加阿茲海默症的風險。許多研究顯示糖尿病會造成記憶或認知的衰退。中年人血壓收縮壓 >160mmHg 且未治療者，發生阿茲海默症的風險為血壓正常者的 5 倍。重要的是，研究顯示嚴格控制高血壓可以降低發生阿茲海默症甚至輕度認知障礙的風險。

建議：藉調整飲食、運動，維持正常血壓、血糖及膽固醇。高血壓、高血脂、糖尿病患者應接受治療，控制在正常範圍內。另一方面，有些世代研究顯示在失智症發作前，血壓會有下降的現象，而 75 歲以上的長輩過度降低血壓收縮壓 < 120 mmHg，反而不利於認知功能。

血糖的控制也要很小心，發生低血糖事件或血糖起伏很大，會增加認知衰退的風險。

### 2. 頭部外傷

嚴重頭部外傷是阿茲海默症危險因子之一，腦部曾經受到重創的人罹患阿茲海默症的風險是一般人的 4 倍以上。

建議：騎單車或機車時應戴安全帽，並避免其他頭部受傷之機會。

### 3. 抽菸

抽菸是阿茲海默症的危險因子，相對風險上升近 2 倍，而戒菸可降低風險。持續抽菸的人每年認知功能退化的速度較快。

建議：立即戒菸，可尋求戒菸門診協助。

## 4. 憂鬱

曾罹患憂鬱症者，發生阿茲海默症的風險增加，研究顯示其相對風險值約為無憂鬱病史者之 2 倍。

**建議**：以運動、靜坐、瑜伽等方式釋放壓力，並學習以積極正向的態度面對生活，接受自己、家人及同事的不完美。憂鬱症患者宜定期接受治療。

## 5. 聽力損傷

研究顯示，聽力受損將增加失智風險。聽力嚴重受損者（56 分貝以上），失智症的機率比一般人高 5 倍；輕度（26 至 40 分貝）及中度聽損（41 至 55 分貝）者，風險則分別高出 1 和 3 倍。

**建議**：遠離噪音環境。定期檢查聽力，以確認是否有聽損狀況。若發現聽損，應配戴助聽器，以預防失智症或延緩失智症進程。

### 預防失智祕訣

活到老，學到老，老友老伴不可少；
多動腦，沒煩惱，天天運動不會老；
深海魚，橄欖油，蔬果豆穀來顧腦；
保護頭，控體重，血壓血糖控制好；
不抽菸，不鬱卒，年老失智不來找。

備註：以上內容摘自台灣失智症協會網站 www.tada2002.org.tw

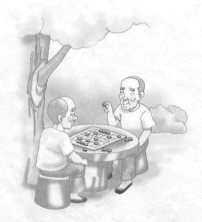

從事下棋、打麻將等需動腦的活動，可使人較不易得失智症，而輕度失智者，也可藉由這些活動減緩惡化的程度。

# 了解可供利用的資源

　　親人生病，會帶給照護者以及家人諸多改變和傷痛，也對生活造成巨大影響，這些肯定得由照顧者承擔，但在照護這條路上，您可以從很多方面獲得資源及支援，不必從頭至尾一個人苦撐，因為這樣不但會傷到自己，患者所得到的照顧品質也不見得最好。

　　充分利用相關資源及福利，可以讓照護歷程更為圓滿。

　　衛生福利部自 2017 年 12 月起，啟動「1966 長照服務專線」，讓民眾得以快速、方便地取得長照服務。1966 服務專線除了有前 5 分鐘免通話費的優惠外，還備有互動式語音選單，可選擇語言別、地區別及縣市別，為居住在不同縣市的親友或長輩申請當地的長照服務，可以多加利用。

## 診斷及資源取得

### 1. 門診資源

　　雖然失智症的診斷以神經科和精神科為主，但並不是所有神經科、精神科醫師都專精於失智症的診療，因此，台灣失智症協會於 2008 年開始調查蒐集各醫療院所失智症專長醫師名單，供讀者參考；而為協助失智症患者，

失智症門診
專長醫師

各大醫院陸續成立「記憶門診」、「失智症門診」，以上皆可到失智症協會網站的「社會支持網」查詢。

## 2. 失智共同照護中心

為了提供失智者社區個案管理、協助未確診失智個案完成確診、失智者照護諮詢及轉介等服務,並負責社區失智人才培育及公共識能教育、輔導失智據點及提升民眾對失智症之認識及友善對待,衛福部設置了失智共同照護中心,截至 2023 年 6 月,全台已有 115 個中心。

## 3. 失智症社會支持中心

由於許多家屬在患者被診斷多年之後,仍不知道有哪些照護資源可以使用,而對於那些未被確定診斷及疑似失智症的家屬來說,如何面對與照護家中的長輩,是他們心中共同的疑問與擔憂。因此台灣失智症協會將上述家屬的問題轉為明確的協助計畫,於 2010 年成立「全國失智症社會支持中心」,希望能提供全台灣失智患者家屬以下服務:

- 失智症關懷專線:0800-474-580(失智時我幫您),服務時間為上班日上午 9 點至晚上 9 點
- 個案服務:針對高風險或評估有需求者提供追蹤服務
- 失智症社會支持網站

失智症社會支持
網站

確保每位失智患者在確定診斷的期間及之後,都能獲得足夠的社會支持及服務網絡,期待透過有效的社會資源運用,降低失智者及家屬因疾病造成之壓力及衝擊,協助家庭共同面對疾病及病程的調適。

## 4. 長期照護管理中心

長期照護管理中心的設立，乃是為了提供各縣（市）民眾一個單一服務窗口，當民眾有各類長期照護相關資源轉介與福利諮詢的問題時，可透過長期照顧管理中心的協助，獲得適切、完整的福利資訊與妥善的照護服務。

失智症患者在病程進展過程中，同時若有日常功能受損的情形，且欲申請補助，家屬可以向當地長期照顧管理中心申請相關資源補助。目前長期照顧管理中心結合我國長期照顧十年計畫 2.0 新制，希望落實以人為中心之社區整合照護，所有服務以民眾可獲得之服務（照護組合）作為給（支）付單位，利於不同服務提供者合作。其服務項目及內容須經各縣市長期照顧管理中心評估，並核准長照服務補助及長照計畫，有長照服務需求者可撥打 1966 長照服務專線諮詢。

◎服務對象
(1) 居住於當地縣市有長期照護需求者及其家屬。
(2) 各類相關服務機構。

◎服務項目
(1) 照顧及專業服務（包含居家服務、日間照顧、家庭托顧服務、專業服務）
(2) 交通接送服務
(3) 輔具服務及居家無障礙環境改善服務
(4) 喘息服務

### 5. 就業服務

　　勞動部針對失智者工作權提出失智者就業推動計畫（2021-2025 年），期協助失智者持續於職場發揮所長，延緩及降低失智症對社會及家庭的影響，保障失智者工作權，推動友善職場，透過運用職務再設計，排除就業障礙，以利穩定就業。確診失智症且仍在職場者，或已離職但仍希望找工作者，可洽詢勞動部就業服務專線：0800-777-888

就業服務網站

## 社區服務資源

### 1. 家屬支持團體及照顧訓練課程

　　這是一個由失智症患者的家屬共同參與的團體，有些有專業人員帶領。在此團體中，家屬可以彼此交流、抒發情緒、表達困擾、學習他人經驗、分享新的資訊、獲得了解及支持。

　　對失智症照顧者而言，參加家屬團體可有效協助調適照顧壓力，有家屬甚至表示，和這個團體有「相見恨晚」的感覺，若能早些參加，之前的照護之路就不會那麼痛苦了，因此以過來人的角度，建議有同樣照護困擾的家屬多加利用。

　　謝太太聽從專業人員的建議，參加了失智症家屬團體。在初次聚會中，謝太太非常氣憤地指出，患有失智症的先生誣賴她拿了他的 50 萬元，她覺得她無法接受這種不實指控，認為先生這

樣說她，她跳到黃河都洗不清。她說：「士可殺、不可辱，除非我先生能道歉，否則我乾脆一頭撞死，以此明志！」

然而在聽過其他人的分享之後，謝太太深刻了解，不是只有她先生這樣，還有很多人都遇到類似的情形，而先生純粹是因為生病了才會講那些話。自從謝太太體認到這點，覺得自己豁然開朗，再也不會因為先生的「胡言亂語」而耿耿於懷。

\* \* \*

在家屬團體聚會中，吳小姐一說話就開始不停地掉眼淚。她說：「我和媽媽相依為命一輩子，現在她卻到處去跟左右鄰居控訴我偷她的錢、我要下毒害她，甚至報警叫警察來把我帶走……媽媽好手好腳、說話流利、走路也沒問題，沒有人知道她有失智症！」

但自從在家屬團體中深刻體認到這是疾病造成的，吳小姐心中的大石頭終於放了下來，此後，雖然媽媽還是會到處跟人講她的不是，但她已學會不要放在心上，甚至開始試著去跟別人解釋媽媽所生的病及產生的狀況。

## 2. 認知促進團體 —— 瑞智學堂

這是針對失智者需求而安排的團體，目的在於陪伴患者適應疾病、改善情緒、重拾自信，更進一步減緩功能退化。

輕度失智的患者可能有病識感（覺知自己生病或出現的症狀，但也有許多失智者沒有病識感），對於自己有記憶障礙、功能退化的事實，感到很困擾及難以調適，不想讓別人知道，甚至產生挫折、沮喪、生氣、憂鬱等情緒，有的人會變得退縮，什麼

事都不做，也不出門，以免發生令自己及他人無法接受的事情。但長期累積下來，可能使病情加速退化。在病友團體中，可讓輕度失智患者及有相同記憶困擾的朋友，聚在一起分享彼此的經驗，相互打氣，並學習克服記憶困難之方法。

台灣失智症協會於 2005 年開辦的「瑞智學堂」，針對輕度失智者設計的活動團體，安排頭腦體操班、懷舊團體、合唱團、藝術治療等，期望藉由參加活動團體能減緩患者功能之退化、促進愉悅情緒並提升生活品質。

林先生的爸爸患有輕度失智症，為了延緩爸爸病情的惡化速度，林先生採納醫生及專業照護人員的建議，常陪爸爸外出散步運動、讀報給他聽、陪他聊陳年往事等，但幾個月下來，林先生開始覺得以他單一個人的力量似乎還不夠，因此便諮詢台灣失智症協會。

協會工作人員告訴林先生，協會開辦瑞智學堂，歡迎林先生帶爸爸來參加。連續參加幾堂課之後，林先生發現爸爸每次上課前、下課後心情都很好，回來偶爾還會主動跟他提及課堂上的趣事，林先生很開心並決定，一定要讓爸爸繼續參加這個團體。

＊ ＊ ＊

瑞智學堂的成員之一——常先生參加 10 周後，臉部表情變豐富了，語言表達及人際互動也增加了，家屬非常肯定活動的成效。

衛福部設立的失智社區服務據點（如 4.）於 2018 年蓬勃發展，其功能類似瑞智學堂，因此學堂階段性任務已完成。

### 3. 瑞智互助家庭

台灣失智症協會以家的理念成立了瑞智互助家庭，供失智者及照顧者白天在此共同生活。互助家庭有足夠設施可滿足失智者日常生活需求，如進食、休息、清潔等。佈置環境時使用長者熟悉之懷舊傢俱、花布或居家用具。熟悉、親切的環境可讓失智者發揮較大之功能，且有穩定情緒之效果。

由於失智者有認知功能障礙，常對四周環境感到茫然，定向感障礙讓患者搞不清時間和地點，因此互助家庭有清楚之日曆及時鐘、足夠線索／標示的空間、個人化房間、明顯廁所標示等。

失智者可在這個安全自在又充滿懷舊氛圍的環境中參與各項喜歡的活動，而家屬在陪伴之餘，也能相互分享照顧經驗及心得，紓解長期擔任照顧者的身心壓力。

### 4. 失智症社區服務據點

2013 年衛福部開始設置失智社區服務據點，首創預防性失智社區照顧，提供失智者及家庭照顧者支持服務，如失智者認知促進活動、家屬支持團體、家屬照顧課程。截至 2023 年 6 月，全台已有 537 個據點。

由於失智症不單純只是記憶力的減退，還影響到其他認知功能，包括語言能力、空間感、判斷力、抽象思考能力、注意力等功能退化，同時可能出現干擾行為、個性改變、妄想或幻覺等症狀，而影響其人際關係與工作能力，因此希望透過各種方式，幫助失智者維持在最佳功能狀態。

## 5. 日間照顧中心

　　若照顧者白天必須工作，或希望透過機構為失智者安排適宜的活動時，或是當照顧者感到力不從心，可以考慮將長輩送至日間照顧機構。白天由機構的專業人員提供照顧活動，傍晚接回家仍能與家人共處，長輩比較不會覺得被遺棄，而是去參加活動或上課的感覺。

　　失智日間照顧機構，除了基本的生活照顧服務、護理服務外，更提供適合失智長輩的多元化活動，例如：懷舊團體、感官刺激、認知訓練、社交活動等，透過規律的作息安排與活動參與，可維持失智者較佳功能，降低問題行為，並增進失智長輩及家屬的生活品質。

可供利用的資源

### ◎服務對象
　　(1) 輕中度失能或失智症患者且無法定傳染病者。

### ◎服務項目
　　(1) 日常生活照顧服務（含午餐、點心等服務）。
　　(2) 協助及促進自我照顧能力。
　　(3) 辦理教育休閒活動。
　　(4) 提供福利、醫療諮詢服務。
　　(5) 舉辦家屬教育方案支持團體及聯誼性活動。

　　家屬可以向當地長期照護管理中心申請評估及安排日間照顧服務。

日間照護中心

## 6. 居家服務

居家服務的目的在於，協助因身心受損致日常生活功能需他人協助之居家老人及身心障礙者，得到所需之持續性照顧，以提升其自我照顧能力、舒緩家庭照顧者壓力，以及提供家屬學習適合之照顧技巧，期能增進患者及家屬之生活品質。

失智症患者在病程進展過程中，若面臨日常生活功能需他人協助，家屬可以向當地長期照護管理中心申請評估及安排居家服務員到家中提供照顧。

### ◎服務對象

(1) 身心失能者經評估後，符合長期照服務請領資格之長照需要者，將予核定需要等級及服務給付額度。

(2) 符合各縣市設籍期限規定者（可上各社會局網站或電洽縣市社會局）

(3) 長照服務請領資格應為長照需要等級第 2 級（含）以上者，且符合下列情形之一者。
- 65 歲以上老人
- 領有身心障礙證明者
- 55~64 歲原住民
- 50 歲以上失智症者（具身障證明、診斷書、醫師意見書或 CDR 分數確診相關資料）

(4) 需未同時接受機構收容安置、未聘僱看護（傭）、未領有政府提供之特別照顧費津貼或其他照顧費用補助者。但接受衛生單位之喘息服務、社政單位之日間照顧補助者，不在此限。

(5) 罹患法定傳染病且具高度傳染性之患者及具攻擊行為之精神病患者除外。

## ◎服務項目

(1) 家庭及日常生活照顧服務

換洗衣物之洗滌與修補、個案生活起居空間之居家環境清潔、家務及文書處理、陪同或代購生活必須用品、陪同就醫或聯絡醫療機關（構）、及其他相關之居家服務。

(2) 其他相關身體照顧服務

協助沐浴、穿換衣服、進食、服藥、口腔清潔、如廁、翻身、拍背、肢體關節活動、上下床、陪同散步、運動、協助使用日常生活輔助器具、及其他相關身體照顧服務。

## 7. 輔具服務

當年齡漸長、身體機能退化，家中長輩在生活上的各方面可能需要仰賴部分輔具，以讓生活更方便、更安全，品質也更高。

輔具的種類很多，具行動能力之失智患者有走失之虞，且已申請身心障礙證明者，可申請衛星定位器之輔具補助。其他輔具如飲食方面的輔具包括省力筷子、可彎曲湯匙、防滑餐墊等，目的是為了讓長者可以以更少的力氣自行用餐。衣著類的輔具，則有可取代一般鞋帶的彈性鞋帶，以及以魔鬼氈代替釦子的衣物。為了方便長者行走及移動，就有例如輪椅、手杖、助行器、爬梯機等設備。

其他像是幫助聽力的助聽器、幫助維持或恢復身體機能的復

健式輔具等，都是年長者很好的居家幫手。

　　然而目前輔具發展以針對失能者之設計為多，許多輕度至中度的失智患者身體功能仍良好，但其認知功能的退化已影響到日常生活功能的運作，如走失、忘記關火、時空感混亂而導致經常半夜要出門、因不理解操作手冊而無法使用機器等，使得照顧者往往需要耗費許多的精神與人力，期待未來有更多輔具能符合失智者需求。

　　針對失智症患者的輔具設計，應以：「不需特別學習使用」、「為患者所熟悉」、「能被控制而非減低患者之自主性」、「自動化而減少患者與操作介面之互動」為原則，目前失智症的相關輔具仍有發展的空間。

　　而「多功能輔具資源整合推廣中心」，結合台北榮總復健醫療中心以及台北榮總身障重建中心，以單一窗口的形式，整合國內輔具服務資源和推廣輔具服務，提供全國身心障礙者需要的輔具服務，亦於各地方成立輔具資源中心。

多功能輔具資源
整合推廣中心

## ◎服務項目

　　提供輔具展示館參訪、輔具諮詢、輔具適用與評估、回收二手輔具等，欲申請者可以以電話聯繫或親自到各地方輔具資源中心洽詢。

## 8. 交通服務

　　失智症患者因空間定向產生困難容易迷路，加上在車速快的過程中，患者要做立即的判斷十分困難，容易發生車禍，且甚至無法判斷交通號誌所代表的意義，因此，為了失智症患者的安全，會限制患者開車或騎車。部分失智患者即使有家人陪伴，出門搭車仍出現困難，此時便可倚賴政府和民間單位所提供的交通服務。

- **復康巴士**

　　　　政府提供了復康巴士交通接送服務以及交通搭乘等福利優惠措施，請皆須事先預約。

- **交通搭乘福利**

　　　　包括：核發身心障礙專用停車位識別證，以及搭乘國內公共交通工具半價優待。

## 9. 喘息服務

　　喘息服務的對象是「照護者」，而非「患者」。為減輕主要照顧者的照顧壓力，或是當主要照顧者必須外出辦事或休假而必須短期離開時，可向各縣市之長期照顧管理中心提出喘息服務。

## 10. 居家護理

　　失智症患者在病程進展過程中，若有面臨需要居家照護技巧指導時，家屬除了可以向當地醫療院所或長期照護管理中心洽詢辦理家屬照顧技巧訓練班的課程外，亦可向居家護理單位申請居家護理師到家提供指導。而當失智患者因健康問題而有技術性護

理及醫療服務需求時，家屬可申請居家護理服務，由受過訓練的居家護理人員到家提供技術性護理之服務。

◎服務對象

(1) 符合健保給付居家護理服務收案對象：

- 病人只能維持有限之自我照顧能力，即清醒時間超過 50% 以上活動限制在床上或椅子上。
- 有明確之醫療與護理服務項目需要服務者。
- 罹患慢性病需長期護理或出院後需繼續護理之病人。

(2) 若不符合上述健保給付條件者，家屬若認為仍有申請居家護理需要時間，若居家護理單位願意提供，且家屬同意付費者，可逕向居家護理單位申請。

◎服務項目

(1) 訪視及診察（身體評估）。

- 一般治療處置（膀胱訓練、大小量灌腸、傷口護理及換藥、簡易血糖測定、簡易尿糖測定、抽痰等）。
- 呼吸、消化與泌尿系統各式導管及造口之護理（鼻胃管、尿管或氣切等管路）。

(2) 代採檢體送檢（抽血檢查及代採檢體送檢）。

- 有關病人護理指導及服務事宜（護理指導、復健運動及指導、營養評估及指導、返診連繫）。

## 11. 失智友善社區

以「失智友善商家」為主力，結合願意幫助社區中失智長者的各類商家，期待從食衣住行育樂等方面來幫助失智者。

鼓勵家屬們主動向社區中的各類商家宣導，鼓勵商家加入失智友善行列，讓失智長者在社區更安全、更快樂。

退休的黃先生照顧85歲失智的媽媽。因為媽媽很愛漂亮，年輕時就喜歡上美容院打扮自己，近一年來，常常一周去三趟美容院，而且完全不記得。於是，黃先生請美容院老闆協助，如果看到媽媽來到美容院，請老闆協助留下媽媽並請她喝茶，同時請老闆與她聯絡，讓她順利帶媽媽回家。

＊＊＊

85歲的陳奶奶經常至同一家雜貨店買醬油，她家裡醬油有好幾打，令家人十分困擾。於是家人與雜貨店老闆商量，如果奶奶買重複的東西，由家人原封不動拿回來與老闆換等值之其他物品。老闆體諒家人照顧之辛苦，欣然答應幫忙。

＊＊＊

黃女士照顧高齡的失智媽媽，媽媽行動能力強，經常往外跑，已多次走失。黃女士請社區商家老闆們協助，如果看到媽媽自行出門，請老闆協助留下媽媽並請她吃東西，事後再由黃女士買單。同時請老闆與她聯絡，讓她順利帶媽媽回家。

## 住宿型服務資源

### 1. 團體家屋

　　失智症老人團體家屋（Group Home）是提供失智症老人一種小規模，生活環境家庭化及照顧服務個別化的服務模式，滿足失智症老人之多元照顧服務需求，並提高其自主能力與生活品質。

　　有別於一般的機構式照護，家屋的空間規畫猶如一般家庭，有共用的客廳、餐廳、廚房、廁所，及屬於自己的臥室、廁所。照顧服務員及工作人員都有受過失智症相關訓練，他們像朋友家人一般陪伴失智者共同生活，尊重失智者的生活經驗並依照失智者的獨特性與病程，依個人喜好與興趣制訂個別生活照顧計畫，將照顧及復健技巧融入日常生活中，且協助失智者能夠從生活中維持其既有的功能，幫助失智者安心地過正常生活，延緩退化速度。

◎服務對象

　　經醫師診斷中度以上失智（CDR 為 2 分以上）為原則，具行動能力、但需被照顧之失智症老人。（實際入住標準可洽詢團體家屋單位）

◎服務內容

(1) 提供失智症患者居住及餐飲服務。

(2) 適當引導、輔助失智症患者生活參與及管理，並能因應緊急狀況。

(3) 提供失智症患者進食、沐浴及如廁等日常生活協助。

## 2. 機構式照護服務

　　目前失智症機構式照顧可分為三種模式：混合型（失智加失能）、專區型（失智症專區）、專責型。由於照顧中、重度失智症患者常會造成家屬相當大的壓力，如果加上家中照顧人力不足、家屬健康狀況欠佳，而無法提供失智症患者完善的照護時，為了讓失智者及家屬都能有較佳的生活品質，可考量 24 小時的全天候照顧機構。

　　機構式的照護除了有專業的護理人員協助身體評估、護理服務；照顧服務員提供日常生活協助；另外還有社工師、職能治療師等提供相關的福利資源與復健服務。

### ◎服務對象

　　依據各長期照護機構、養護機構以及護理之家收案標準大致如下，詳情請逕洽各機構。

| 機構類別 | 養護機構 | 長期照護機構 | 護理之家 |
|---|---|---|---|
| 收容對象 | － 65 歲以上<br>－ 日常生活需他人協助<br>－ 無技術性護理（不含氣切護理） | － 65 歲以上<br>－ 含技術性護理 | － 無年齡限制<br>－ 含技術性護理（含氣切護理） |

# 社會福利及其他資源

## 1. 身心障礙福利

可申辦身心障礙證明，領有證明者可享之福利包括：

- 中低收入生活補助
- 居家服務及社區服務托育養護費用補助
- 低收入醫療補助
- 社會保險自付保費補助
- 輔助器具補助
- 核發身心障礙者專用停車位識別證明
- 搭乘國內公共交通工具半價優待
- 稅捐減免
- 進入風景區／康樂場所或文教設施半價或全免優待等。

## 2. 重大傷病卡

持重大傷病卡就醫者，享有以下福利：

- 重大傷病證明所載之傷病，或經診治醫師認定為該傷病之相關治療，免自行負擔費用。
- 因重大傷病門診，當次由同一醫師併行其他治療，免自行負擔費用。
- 因重大傷病住院須併行他科治療，或住院期間依病情需要，併行重大傷病之診療，免自行負擔費用。
- 保險對象如因重大傷病住院，並於住院期間申請獲准發給該項重大傷病證明，其當次住院第一日起（同一疾病由急診轉住院者，以急診第一日起算）免自行負擔費用；如以住院期間之檢

驗報告，於出院後才確定診斷提出申請者，施行該確定診斷檢驗之當次住院亦免自行負擔費用。

## 3. 老人福利

　　包括敬老福利津貼中低收入戶老人生活津貼、改善老人住宅設施設備補助、敬老福利津貼、中低收入老人重病住院看護補助、老年農民福利津貼、榮民院外就養金等。

　　相關福利的申請辦法，讀者們可參考書末附錄，或主動洽詢台灣失智症協會、各地失智症協會、醫院社工人員、社福單位、照顧者協會、病友協會等，尋求更多最新的資訊。

## 4. 防走失服務

### • 防走失手鍊（愛心手鍊）

愛心手鍊申請
相關說明

　　失智患者常有走失之虞，一旦走失了，家人往往須耗費極大的時間、人力外出尋找，甚至得出動警方協助。當家中的失智者在外迷路時，一條小小的手鍊可能就可以即時發揮大大的作用。愛心手鍊上面刻有個案編號，以及可提供 24 小時救援的專線電話號碼（0800-056-789，24 小時免付費電話），走失者一旦被發現，只要就近帶至警局、派出所，或由善心人士聯絡專線電話，即可幫助失智者找到回家的路。

　　申請愛心手鍊相關事宜，請洽中華民國老人福利推動聯盟「失蹤老人協尋中心」辦理，電話：02-25971700。

## • 愛心布標

　　為幫助走失迷路之失智者順利返家，台灣失智症協會提供愛心布標給具行動力之失智者。家屬可將愛心布標縫在失智者常穿的衣服、背包、帽子，以利警察或路人辨識及協助。

愛心布標說明

愛心布標申請

　　部分家人擔心愛心布標被有心人士利用，若有擔憂，建議同步進行風險控管，如辦理註記、不動產預告登記、輔助/監護宣告。

辦理輔助或
監護宣告

辦理註記

辦理不動產
預告登記

- **人臉辨識**

　　當警方發現疑似走失人口時，將進行人臉辨識比對人員資料。

　　雖人臉比對精準度不易因表情變化及眼鏡、鬍子等臉部的微變化而受影響，但若有整型、受傷、明顯外觀變化等，還是會影響判讀結果。

　　提醒家屬可透過幫失智者重辦身分證，更新其戶政系統照片，以提高臉部辨識成功率。重辦身分證等各項流程及準備資料，請洽所在地各區公所（可跨區辦理）。

- **衛星定位**

　　當失智者自行外出時，配戴「個人衛星定位器」可協助追蹤協尋、了解長輩所在的位置，還有緊急求援功能。

　　有走失之虞的失智者可經長照中心評估後，申請輔具補助，或自費向個人衛星定位器廠商購買。

衛星定位器輔具
補助申請流程

- **指紋捺印**

　　指紋是每個人身上隨時可得、獨一無二的識別系統。為了失智者的安全，警政系統提供指紋捺印服務，患者萬一走失時，警政系統可依其指紋，更快協助患者找到回家的路。家屬可陪同失智者至各縣市政府警察局鑑識中心（科）或分局偵查隊申請。

### • 緊急連絡卡

提供年長者、失智者或有需要的人配戴，可於緊急連絡卡上填寫配戴者資料。當配戴者走失或有需要幫助時，民眾及警方可藉由緊急連絡卡資訊即時提供協助。可向台灣失智症協會申請。

緊急聯絡卡

## 5. 法律服務

由於失智者在病程中逐漸會對金錢、財產以及生活上的基本行為失去辨識與處理能力，導致患者不自覺的揮霍財物，特別容易遭到詐騙集團有計畫的詐騙、侵佔與非法移轉財產等事宜，進而引起許多法律糾紛。因此不管是患者或其家屬多認識與了解法律知識和資源，將可保護其自身的財務安全與權益。

民眾可尋求財團法人法律扶助基金會諮詢：（02）412-8518。

更詳細的法律及財務安全議題，我們在本書第 204 ～ 211 頁也設有專章談論。

### ◎辦理註記

對於失智症患者申請辦理「註銷註記」的用意，在於保護患者自身的財務安全，此外還可防範被冒名或是不法操作等事宜，利用「註記」的動作，則可讓之後的申請案無法通過，確保民眾的財物安全。

## ◎法律諮詢

當民眾遇到其法律事件或牽涉到自身權利義務相關問題時，可善用政府所提供的網路資源和民間協會所提供的法律諮詢服務，以及各地地方法院之法律諮詢服務，以保障自身的權益。

法律諮詢

## ◎法律扶助

法律扶助是對於無力負擔訴訟費用或律師報酬的民眾，給予援助，以保障民眾基本人權。法律扶助內容包括：法律諮詢、訴訟或仲裁案件的律師代理或辯護、法律文件撰擬、調解、和解、其他法律事務上必要之服務及費用之扶助等。請洽財團法人法律扶助基金會諮詢：（02）412-8518。

## 6. 外籍看護申請

失智者因疾病的特性，可能出現記憶力、定向感、判斷力、語言等障礙，日常生活自理能力逐步出現困難。隨著失智症病程的發展，照顧負荷將逐步加重，除了長照服務之外，家屬可考慮申請外籍看護來陪伴照顧失智者。

外籍看護申請

## 7. 老年精神病房

失智症患者除了記憶力和認知能力的退化外，也會改變患者的情緒及行為，大約有 7 ～ 9 成的失智症患者會發展出一項以上的精神行為問題，而造成照顧者的困擾。當精神行為症狀嚴重，經精神科醫師評估有住院之必要時，將建議並安排入住老年精神科病房。透過醫院的詳細檢查，找出造成嚴重精神行為症狀之可能導因，加以治療或調整藥物，待精神行為症狀緩和再返回社區由家人照顧。

## 8. 心理衛生資源

失智症伴隨特殊的精神與行為改變，不僅患者辛苦，照顧者及家屬更容易在照顧歷程中感到心力交瘁，因此失智症的照顧者及家屬可利用全台各地的社區心理衛生中心所提供之服務，抒解家屬及照顧者的負荷。心理衛生中心主要提供有關緊急災難心理衛生、憂鬱症防治、自殺防治以及心理諮商等服務項目。

為增進民眾以及失智症家屬對情緒及壓力的因應與對心理疾病的預防，可透過各縣市政府的社區心理衛生中心所提供的「社區心理諮商服務」，藉由專業的心理師以及精神科醫師的諮詢與回答，緩解照顧者心中的壓力與負荷，讓民眾和照顧者有一個疏壓的管道。

再者，目前衛生福利部「安心專線」1925（諧音：依舊愛我）提供 24 小時免費心理諮詢服務，失智者的家屬及其照顧者可善加利用，以減輕照顧壓力並提升生活品質。

## 9. 特殊需求者牙科

　　凡領有身心障礙證明者，於牙科就醫過程無法順利進行時，皆可以安排至特殊需求者牙科就診。例如：肢體障礙（限腦性麻痺及重度以上肢體障礙）、植物人、智能障礙、自閉症、中度以上精神障礙、失智症、多重障礙、頑固性（難治型）癲癇、因罕見疾病而致身心功能障礙者、重度以上視覺障礙者、染色體異常或其他經主管機關認定之障礙（需為新制評鑑為第 1 類及第 7 類者）、發展遲緩兒童（非屬上述身障者）等特殊需求患者。

　　特殊需求者牙科依患者特殊需求，採用特殊的設備或方式來提供口腔照護，對失智者幫助很大。詳細請參考「失智者牙科的治療與照護」一章。

# 確定照護方式

一旦確定家屬罹患失智症，接踵而來的，是一連串的照護問題。為了做好「長期抗戰」的準備，應儘早規劃日後的照護模式，以減少照護過程中的挫折及艱苦，並增加人生的滿足及喜悅。

## 了解患者對未來安排的期待

首先很現實的一件事情是：「誰將擔任主要照護者？」

如果患病的是夫妻中任一人，則配偶通常就成了第一人選，前提是照護者要身強體健，有體力及心力照顧另一半。若情況並非如此，則子女們就得商量、討論出合適的照護方式。

家屬在做決定之前，不妨在患者輕度失智即確定診斷時，利用適當的機會了解患者對未來生活的期待。例如希望自己住或想和誰一起住、希望聘看護或去安養中心、後事安排等。當然這不是一項容易的任務，但儘早知道，則可以免除之後的遺憾與混亂。另外，可從日常生活的表達得知，也可尋找適當機會（如朋友過世），在良好的氣氛下相互了解。

## 決定合適的照護人選

在選擇合適的照護人選時，可以從以下幾點去考慮：

### 1. 了解彼此承擔的意願

從國外研究得知，家庭主要照顧者與失智患者原本的關係品質，對日後的照顧壓力負荷有明顯影響。

夫妻老來相伴、子女照顧年邁或生病的父母，看起來本是天經地義的事，事實上，大部分的家人都願意全心全力地照顧失智家人，但是不能否認的，世間有很多的夫妻怨偶，並不是每一對都是神仙眷侶；也有一些父母對子女小時候疏於照顧，造成子女長大後與父母關係疏離甚至衝突。

照顧生病的親人不僅是責任而已，更重要的是，自己可以承擔、願意承擔多少？為了面子問題或擔心街頭巷尾的輿論壓力勉強承擔照顧工作，將造成雙方沉重的情緒壓力和負擔，甚至導致虐待患者的事件。

### 2. 了解彼此的能力限度

除了心態上的照護意願，照護前還須詳細評估彼此的能力。應誠實面對自己的能力限度，認清「自己不可能讓每一個人都高興和滿意」的事實，承認自己不是完美的，不要求自己做超出能力範圍的事。

因此在決定前，應審慎衡量：
- 自己和患者關係的親疏遠近
- 自己的身心狀態

應誠實面對自己，不為了「賢妻、孝子、孝女、孝媳」的美名而強迫自己做壓根不想做的事，一味地委屈求全將會使得照護品質變差，而適當運用社會資源也許會是雙贏的策略。

照顧失智患者需要許多的耐心與付出，許多子女在適當使用社會資源、良好的調適之後，分享這段照顧經驗時說：「這是這一輩子和媽媽／爸爸最親的一段時間」，顯露辛苦之外，親情上的滿足感。

討論時可以從下面各點去考量：

## 1. 經濟問題

若必須為了照護需求而辭去工作，家中經濟是否能維持？若因地點或空間需求必須搬家，是否能負擔這些異動時的費用？

## 2. 工作情況

自己的工作是否具有彈性？是否能應付隨時請假處理家中事務的各種狀況（如患者走失、誤食等）？

## 3. 家庭狀況

如果子女決定照顧父母，則應該衡量自己的家庭狀態，詢問家中其他成員，如配偶及子女的意見。

## 4. 居住環境

家中的空間是否能再多住一個患者？居家環境及周邊社區資源是否對患者有幫助？

## 5. 照顧的能力

自己是否有足夠的耐心（因為患者會重複問同樣的問題、出現重複的行為等）、彈性（能調整自己適應患者、能見招拆招）？對患者過去背景及喜好是否了解？是否懂得抒解自己的壓力？

## 與親人協商照顧責任的分擔

唯有事前了解、溝通，才能確定以後的照護之路可以順利圓滿。即使經過討論，決定了主要照護者人選，但照護失智的親人是每位家庭成員的事，就算不能做到絕對的公平，但仍必須協商如何分擔照護責任。必要時，您可尋求失智症專業人員的協助。

## 1. 如果您是主要照護者……

為了順利照護歷程，您必須：

- 加強對於失智症的認識
- 學習照護技巧
- 鍛鍊自己的體力、心力
- 設定合理的照顧目標

學習多一點疾病知識及照護技巧，能降低照護時的挫折，而照顧工作需要相當的體力、心力，因此平日就要有規律的運動、均衡的飲食、足夠的睡眠、正常社交生活，藉此培養足夠的體力以勝任長遠的照顧工作。

而所謂的「合理的照護目標」則是指，在醫療研究未有新進展前，失智症患者的功能將逐步退化，若將照顧目標設定為「恢復父母的認知及記憶功能」，恐怕只會徒然帶給自己及父母挫折

及壓力，而合理的目標與期待則可有效減輕壓力，例如「希望失智父母能過得快快樂樂的」。

## 2. 如果您不是主要照護者……

則可以多提供協助，降低主要照護者的負擔：

- **多負擔一些費用**
- **協助接送患者就醫或到日照中心**
- **在主要照護者分身乏術時，適時提供協助**
- **協助找尋資源等**
- **協助假日的照顧**

爸爸患了失智症後，媽媽獨自扛下照護的重擔。因為不想影響子女工作，所以媽媽總是苦往肚裡吞。長期的辛勞照顧讓媽媽身心出了問題，面對老伴病況的每況愈下，媽媽因而萌生了輕生的念頭。

於是媽媽餵爸爸吃了安眠藥、自己也跟著服下，結果媽媽過世了，留下爸爸，讓子女們傷痛欲絕。

事情發生之後，子女在悲慟之餘，均悔不當初。如果當初多付出一點關心與協助，或許媽媽的壓力就可以減輕，悲劇就不會發生了！

照顧者有責任主動表達需求、自己能力的限度以及需要的支援等。照顧者不表達需求，其他家人也不清楚如何協助，若期盼別人主動來探詢和幫忙，恐怕遙遙無期。但若患病的是父母其中一人，並由父母中健康者來照護，則身為子女的應該主動去了解照護者的需求，並提供適當的協助。

在台灣，許多疼愛子女的父母擔心造成子女負擔，往往選擇獨自承擔，因此，為人子女者需要多體貼擔任主要照護者的父母。

非主要照顧者盡量多提供「具體」的協助，如協助陪伴失智者看門診，避免提供不必要的「建議」，如「你怎麼不帶他去針灸？」「你怎麼不給他吃健康食品？」等，以免造成主要照顧者不必要的壓力。

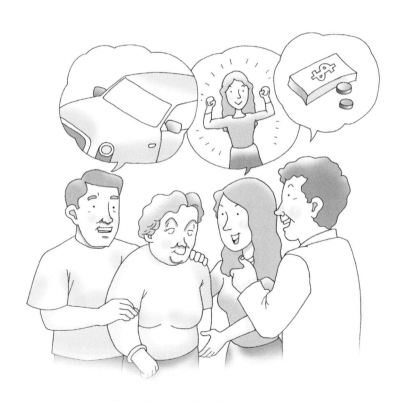

照護失智的親人是每位家庭成員的事，
必須協商如何分擔照護責任。

# 為自己無法繼續照顧做準備

　　這麼說或許很不吉利，但這卻是非常實際且重要的問題。身為照護者的您，可能會因為意外或疾病而無法再擔任照護者的角色，況且，如果患有失智症的人是您的另一半，多半您也不年輕了，身體狀況可能欠佳、體力可能無法負荷長時間照顧患者。此時，您有沒有想過，萬一（即使機率不高）您生了病，甚至先走一步，那麼，留下來的患者怎麼辦？有人可以繼續照顧他嗎？

## 我能一直照顧他嗎？

　　從您決定擔負起照顧患者的責任那一刻起，就等於給了一個承諾，一個您會盡力照顧好患者的承諾。您有義務設想一切可能的狀況，並針對這些狀況做預先的處置。

　　您可以從以下幾種狀況去設想：

### 1. 如果我病了……

　　您有可能受了風寒，發生小感冒，頭昏腦脹、精神不濟，因而無法好好地照顧失智患者。您可能需要好好休息一、兩天，甚至有時情況嚴重一點，要一個星期才會痊癒，在這段時間內，誰可以幫助您？可能是其他的親屬，可能是短期的照護中心，或是居家服務員等，您要先想好，設定幾種最可行的方案。

但若不幸的，您本身也有慢性病，或者您生了嚴重的病需要更長時間的休息，甚至必須住院治療，此時，該由誰來照顧患者？這個接下照顧工作的人知道患者的狀況嗎？他有照顧失智患者的基礎知識嗎？他有能力做好照顧工作嗎？此時照護機構是否更有幫助？這些問題，都需要事先考量。

此外，您最好設定幾個緊急聯絡人的電話號碼在電話中，以便緊急狀況發生時，可以最快找到人協助。

## 2. 如果我先走……

萬一您比失智患者先走，卻沒有做好任何安排，則所有事情將陷入混亂。

因此您必須先想好「預立遺囑」的必要性。預立遺囑的觀念及做法在台灣還不是那麼盛行，但在非常狀況下，這卻是最有保障的做法。

在「預立遺囑」中，您可能要事先規劃自己的喪禮安排、規劃自己身後的財產分配方式、規劃患者後續的照護事宜等。

事先妥善的計劃有助於減少變故發生後的混亂。相較於預立遺囑，還有另一個更具彈性的做法，那就是所謂的「自益信託」（詳見本書第 193 頁）。

## 協助他人進入狀況

有些事情的準備及安排可能不是輕而易舉就可以完成的，如果因為某些因素讓您無法做到上述事項的全部，但為了患者著想，您至少可以、且要先做到的事是：

為自己無法繼續照顧做準備

## 1. 安排替代人選或機構

確定這個人或這個機構值得您信任，能在您有困難時，接續您所做的照護工作。周全的作法是，您可以在平常有空時就寫下照護這位患者的注意事項，包括患者的個性、情緒反應，喜歡什麼、討厭什麼，最常發生哪些狀況、通常怎麼做能較順利解決等。

## 2. 協助其他家屬進入狀況

除了您之外，其他家屬也必須知道患者的實際狀況，最好是儘早讓他們參與照護過程，以免在一無所知的狀況下接手照護工作，使得情況更形混亂。

趙太太患有失智症後，一直都是趙先生在照顧他。因照護工作的繁瑣及壓力，使得趙先生忍不住打電話向子女抱怨。子女三不五時接到電話，忍不住跟趙先生說：「媽媽辛苦照顧您一輩子，現在她生病了需要照顧，您卻這麼嫌棄她！」

一段時間後，趙先生不幸中風，沒多久就過世了，照顧媽媽的工作轉到子女身上，這時子女才發現，原來照顧失智的媽媽是這麼地繁瑣，因而對於之前不體諒爸爸的辛苦，導致爸爸生病過世而感到後悔不已。

## 3. 留給自己適當的空間

再次強調，照顧失智患者**不能**「全力、全時」投入，這對雙方都不是最好的方法。您一定要有自己的時間做自己的事，從事自己喜歡的活，讓其他人來接手，否則一旦您累垮了，患者的情況會更糟。

柯太太照顧罹患失智症的先生已經有一年了。這一年來先生各種狀況層出不窮，柯太太在帶先生就醫、料理生活上大小事之間疲於奔命。柯太太育有二子一女，孩子們長大後各自搬到外頭居住，為事業打拼，且也都不負柯太太的期望，在事業上頗有成就，也因此，柯太太總是獨攬照顧先生的重擔，不想「麻煩」孩子們，擔心會影響他們的事業與生活。不過，在個別諮詢時，柯太太表達照護的壓力，流著淚提到曾有輕生的念頭。

其實類似上述案例的情況很常見，但獨自承攬照護任務並不是最理想的方式，因為如此一來，照顧者肩上的重任將無法被分擔，而且這種「一肩扛起」的「氣魄」與「毅力」雖令人欽佩，但最常見的就是照顧者也患了憂鬱症或其他疾病，以及照護品質的低落。

照顧者向其他人描述照顧的困難及辛苦時，常因其他人並未親身參與照護工作而無法體會。

比較理想的方式是，儘早讓親人共同參與，讓親人知道真正的狀況，如此一來他們才會去設想未來該如何安排。

最後，要再三提醒照顧者，要妥善利用社會資源。很多人都會認為，「看起來一切事情都在控制範圍內，不須用到日間照顧中心及相關資源」，然而，**妥善運用社會資源才是雙贏策略以及負責任的作法**。

如果想要讓照護工作能長久圓滿，請將上述各點納入考量。

PART
2

實戰篇

有了前面的準備，現在要進入真正的照護階段了。
照顧失智患者不容易，但若能掌握照護原則，
就能讓照護工作事半功倍。
本章也提出一些患者常見的問題行為、
安全上需注意的問題，以及可能需要限制患者的行為能力時，
可供解決的方式及建議。
即使到了後期該「放手」時，也有一些建議做法。

# 失智症的照護原則

　　照顧一個失智者是辛苦的，因為患者除了會發生因正常老化而產生的疾病、行動等問題之外，有更多時候他們的行為會讓人覺得「不可理喻」或「難以忍受」。因此照顧失智患者除了需要耐心與 EQ 之外，還要學習一些照顧技巧。

　　失智者從輕度、中度到重度，會發生的問題都不同，因此照護者必須視患者退化的程度，去調整與患者互動的方式。因為照護者本身須對病症的知識及照護方式有一定程度的了解，因此平常帶患者就診時，主要照護者最好能一同前往，除了可提供醫師患者現況資料之外，同時可了解病情進展及用藥狀況，以做好照護工作。

　　照護失智症患者，可遵照以下原則：

## 原則1　提供熟悉而穩定的生活環境，安排規律的生活作息

　　杜先生自學生時代就獨自北上求學，進而在台北成家、立業，南部鄉下只剩獨居的老媽媽，杜先生通常在假日時回鄉看媽媽。

　　媽媽身體一直都很硬朗，生活也很獨立，不須別人特別照顧，但這幾次杜先生帶著家人回家，發現南部家裡不再像之前那般整潔，媽媽講話也常常顛三倒四，時常說一些數十年前的往事，甚至不認得杜先生。

在醫師的診斷之下，確定媽媽患了失智症，生活已無法獨立自理。孝順的杜先生不放心媽媽一個人住在南部，因此便把媽媽接到北部來住以便就近照顧。但媽媽才來不到一個禮拜，就嚷著要回南部的家，且常莫名其妙發脾氣，失智的症狀似乎更嚴重了。

對失智者而言，一個熟悉的生活環境帶給他們安全感，進而有助於他們病況的穩定以及日常功能的維持。上述的案例頗為常見，也就是子女不放心患者獨居，必須把患者接到一個陌生的地方照顧，這時最好的辦法就是盡量將新的住所佈置得跟原來的屋子一樣。尤其是患者的房間，如果可以的話，最好連原來的家具都一併搬過來，讓患者保持在一個熟悉的情境下生活。

失智患者需要一個穩定的感覺，因此為患者安排固定且規律的作息表是有必要的，特別是中度失智以後。例如起床、吃飯、散步、讀報、運動、就寢等，進行時間及方式最好不要經常變動。當患者清楚知道下一階段要做什麼時，不但可以減輕他的焦慮，更可以使他們生活更獨立。

對於平時活動量大的患者，固定的活動與作息有助於他們發洩多餘的精力，減少他們遊走的機會，而白天適度的活動也有助於患者夜間的安眠。

朱爺爺與大兒子同住，其他兩個兒子在假日時會帶孫子回來陪他。每到假日人一多、變熱鬧了，朱爺爺就會顯得很高興，不但會一直講話，整個人看起來也顯得較有活力。

不過當晚上其他人回去之後，大兒子發現，朱爺爺當晚通常難以入睡，半夜起來走動的狀況也會比較多。原來平常過慣安靜日子

的朱爺爺在白天受到太多刺激，一時無法轉換自己的情緒才會如此。

適度的刺激可以引發患者的興趣及較多的反應，有助於減緩病情的惡化，更讓患者維持好心情。外在刺激太少可能讓患者覺得無所事事而嗜睡，但若刺激超過其負荷範圍，反會引起患者的負面情緒、激動行為或影響睡眠。

每位患者對刺激的反應及耐受度不同，家屬須細心觀察且適當控制刺激的質量。上述案例中，兒孫對朱爺爺就是很好的刺激，只要時間縮短一些、提早一些即可。

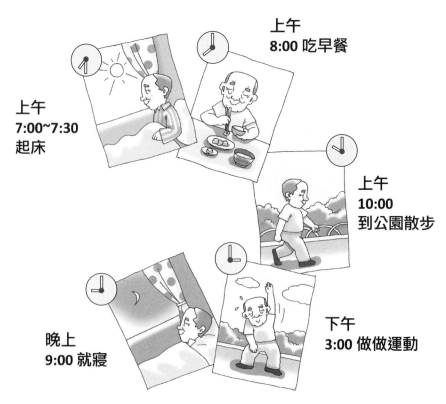

規律的生活會帶給失智者安全感，且有助於病況的穩定以及日常功能的維持。

## 原則2　把焦點放在患者的能力與長處

　　自從王小姐的母親患了失智症之後，很多事情都不會做了。例如媽媽以前手很巧，能裁縫做衣，也是理財高手，處理財務一點都不含糊，但現在這些能力逐漸失去，王小姐因而感到傷感與沮喪。

　　但在一次家屬團體的活動中，帶領者要家屬們想想自己家中的失智患者會做些什麼事。就在成員熱烈地比較「誰家的長輩比較厲害」的過程中，王小姐赫然發現，其實媽媽會做的事情還有很多，例如媽媽可以把洗好晾好的衣服摺得非常整齊、能做簡單的掃地工作、自己的個人衛生也維持得很好。平常只注意媽媽「不會」的地方，卻忽略她還有很多能力並沒有消失。

　　疾病雖然奪去了患者某部分的能力，但患者仍然保有許多能力。既然失去的能力已經無法再回復，不如把更多的時間及精力，花在如何讓患者剩餘的能力發揮到極致上。

　　家屬及照護者應多多鼓勵患者發揮尚未退化的功能，例如洗澡、穿衣、用餐等，家屬只須扮演從旁協助的角色，切勿全權代勞，否則將使得患者的功能退化得更快。患者原本會做、但現在不會的，家屬可以先提醒他、帶著他做，必要時才伸出援手。

　　照護者應發掘失智者還保有的能力，並接受患者逐漸失去某些能力的事實，降低對他的期望。否則若常因患者又忘記或做錯什麼事而加以責怪，久而久之患者的挫折感、防衛心加重，就會更不願意去做任何事，雙方的關係會常處於緊繃的狀態。

## 原則3　引導患者多參與生活事務

多鼓勵患者參與家務事，不管患者家務做得好不好，家人都要讚美、感謝他。

楊太太的婆婆經診斷確定是患了失智症。因為婆婆只是輕度患者，因此醫生建議楊太太，應盡量維持婆婆的基本生活功能，不要什麼事都幫她做好。

但幾次的回診，醫生發現婆婆的狀況惡化得很快，詢問之下才知道，楊太太因為受到傳統觀念的影響，覺得「老人家年紀大了就應該享清福」，所以生活的大小事都幫婆婆處理得好好的，在婆婆患病之後，更覺得她應受到更好的照顧，因此連吃飯、倒水、洗臉這類小事，都不敢讓婆婆自己來，但一番孝心的後果，卻使得婆婆病得更重。

類似楊太太的狀況其實很常見。在東方社會的傳統禮教中認為，要老人家做事是非常不孝的行為，更何況這位老人家已經生病了，更應該受到無微不至的照顧。對楊太太而言，還有一個很難克服的心理障礙，就是她是以媳婦的身分來擔任照顧者的角色，媳婦「叫」婆婆去做事，更是大逆不道的行為！

但是，這些觀念及做法對一個失智老人而言並不適用。因為這種無微不至的照顧，剝奪了老人家活動及運用能力的機會，對他的病情反而有害。

家屬可以用「請老人家幫忙」的心態，用「虛心請教」的態度，請他們協助做一些簡單的事。在日常生活功能中，視患者的

情況讓他自己用餐、更衣，不要什麼事都幫他們做得好好的。

至於媳婦們則應該告訴自己及他人，這麼做是站在「為患者的病情著想」的立場，不必有罪惡感。同時找機會與先生、妯娌們共同討論照顧方法，努力形成共識。

另外常見的狀況是，如果經濟許可，有些家庭會僱用外籍看護工來幫忙照顧失智患者，「照顧患者」變成看護工的「工作」，是要「付費」的，因此家屬往往會要求他們將患者照顧得無微不至，但如此一來反而加速失智患者的退化程度。

洪先生是一個非常愛乾淨的人。但在患了失智症之後，他的愛乾淨卻成為他和妻子兩人爭執的焦點。洪先生的妻子抱怨，先生非常愛刷洗浴缸，每日洗完澡後，總要把浴缸徹底地刷一遍。

洪先生的妻子認為，他洗完了之後還有家人要使用浴缸，這樣做只是白費力氣，跟他說過好多次，但他總是一意孤行、屢勸不聽，有時如果妻子堅持不讓他刷洗浴缸，洪先生就會非常生氣，兩人時常為了這件事而鬧得很不愉快。

在上述案例中，洪先生刷洗浴缸的行為，不但可以讓他有適度的活動，而且，因為他在做他自己喜歡的事（讓浴室保持乾淨），所以心情會很愉快，生活的功能也可以得到某種程度的維持。因此洪太太不但不要去阻止洪先生，反而應該把洪先生的主動視為「求之不得」的事，唯一要注意的是患者的安全問題，例如浴室內要鋪上止滑墊，以免患者踩到濕滑的地面而跌倒。

照護者應在安全的前提下，允許患者做他想做的事，並適度調整自己的標準和習慣。給他較多的自由，降低照顧者對他的控制。

照護者應多發掘失智者完好的功能，努力發揮之，使其有成就感，並減緩功能的退化。

輕度失智、85 歲的唐伯伯雖記憶力很差，但唐媽媽引導他與小朋友下圍棋，他不但可以指導小朋友，而且半年內使小朋友晉升三級！

\* \* \*

輕度失智、55 歲的陳大哥雖功能比以前差了很多，但仍可協助接待外國人，並介紹台灣美食。

\* \* \*

國際失智症協會榮譽副主席 Nori Graham 來台參訪時，她事先學習中文「你好」，打算向瑞智學堂長輩打招呼。見到學堂 80 多歲奶奶時，Nori 說「你好」，奶奶熱情地回應「How are you?」令 Nori 十分驚喜！

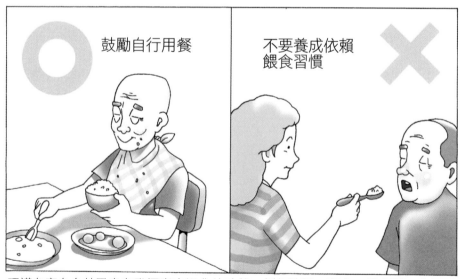

照護者應多多鼓勵患者發揮尚未退化的功能，例如洗澡、穿衣、用餐等，家屬只須扮演從旁協助的角色，切勿全權代勞。

## 原則4　交付患者簡單的工作，開發新的能力

　　黃先生罹患失智症之前，在醫院內擔任行政主管的職務，生病之後，由太太全心照顧。黃太太非常積極地幫助丈夫進行職能、智能方面的治療，而為了讓他不要變得愈來愈退縮，更是一天到晚拉他出去唱卡拉 OK、參加婦女會活動等。平常在家中，則訓練他洗被單、摺棉被、換床單等簡單的事務。

　　黃太太說，以前黃先生是個大男人，什麼家事都不做，但現在經過訓練之後，反而還做得比以前好呢！

　　上述案例就是一個很成功的例子。失智症患者的記憶及認知功能會一直退化，但只要用對方法，其生活功能卻能穩定地維持很長一段時間。有位太太就經常要患有失智症的先生騎機車載她到市場買菜，因為雖然先生不太認得路，但騎機車這樣的技能卻還沒忘，只要太太在後座為先生指路即可。

　　失智症患者並非不能學習新的事物，只是速度較慢、效果較差。交付一些簡單的任務給輕度失智患者是有其必要、且非常正向的做法，通常這些事可能是他之前就會做的，也可能是他之前從沒做過，但經由簡單的訓練及指導就能學會的。失智症患者在不斷練習的過程中，可間接地減緩病況的惡化。

　　但是，不建議讓患者學習困難的新事物，如複雜度較高的語文等，因為無法指望患者能學會，且也不切實際。相較之下，操作面的學習就比較容易了，例如運動技巧、生活技能等。

　　以在瑞智學堂中的成員之一陳爸爸為例，他參加了合唱團，他的女兒說：「從來沒聽過爸爸唱歌，沒想到爸爸唱得很不錯呢！」

# 幫助患者維持尊嚴及價值感

　　自從患了失智症之後，陳媽媽就很少有機會做家事。對於從年輕時就一手包辦家中大小事的陳媽媽來說，總覺得若有所失。有一次，女兒在她的央求下，答應讓她清洗該日晚餐的碗盤。陳媽媽媽站在流理檯前洗著碗，而女兒意外地發現，媽媽臉上露出了久久未見的燦爛笑容。

　　患者本身也需要成就感與認同感，他們也希望能對家人有貢獻。因此應該讓失智患者參與家務及家庭聚會，讓他們有機會貢獻自己，覺得自己有價值。以一個簡單的洗碗動作為例，雖然患者非常可能因為功能退化，而洗得很久，或可能洗碗的方式不太恰當，導致水資源的浪費，甚至洗不乾淨，但從專業的角度來看，光是患者「願意去洗碗」這個動作，就已經是件值得讚賞的事了。

　　家屬碰到這種情況時，只要沒有安全顧慮（例如使用危險的器物），就應該放手讓患者去做。因為最怕的是患者呆坐在一旁什麼事都不做，如此一來對病情及健康百害而無一利。

　　日照中心新來的程小姐尚未接受失智照護的訓練。上班第三天，她對輕度失智的王奶奶說：「奶奶乖，我們去洗手再吃飯。」王奶奶一聽馬上變臉，嚴厲地說：「不准這樣對我說話！」程小姐嚇了一跳，馬上向王奶奶道歉。

　　有的時候患者的表現會像個小孩子一樣，但家屬應注意，患者是一個有感覺的成人，家屬任何一個不當的舉動或言語，都可

能讓他覺得受傷。家屬不應以對待小孩的言語與態度待之，但應以疼惜孩子的心情來愛他。多多以真誠之心讚美他，讓他覺得有成就感。且應顧慮到他的面子，不要在他面前和別人討論他的病情及行為症狀，彷彿他不存在般。

對於「不要在他面前和別人討論他的病情及行為症狀」這個原則，一般照護者常會犯的毛病是在帶患者就醫時，因為醫師診斷的需要，往往需要知道患者有哪些問題行為或異常舉止，然而若家屬直接在患者面前陳述給醫生聽，患者的自尊心可能會嚴重受挫。因此建議**家屬或照顧者可以把患者的狀況詳細寫在紙上，就診時再轉交給醫生**，如此一來既顧及了患者的尊嚴，醫生也能很清楚了解患者的現況。

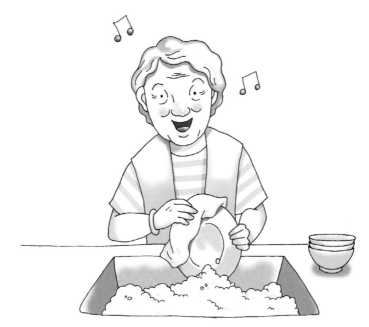

讓失智患者參與家務及家庭聚會，讓他有機會貢獻自己，覺得自己有價值。

　　另外，在日常照顧中不忘維護患者尊嚴的做法，可用一個常見的例子來說明：當患者不小心尿溼褲子時，照顧者不要責備他，要告訴他：「沒關係，換掉褲子就好了！」接著照顧者要留意患者喝水時間及下回可能排尿時間，預先提醒或帶患者上廁所。

　　梁太太的公公是輕度失智症患者。梁太太遵從醫護人員的建議，讓公公自己做很多日常生活上的事。例如用餐時，梁太太會在公公座位下鋪一張報紙，因此即使公公吃得到處都是，只要飯後將報紙收一收即可。梁太太說，現在公公吃飯雖然較慢，但從不須家人餵，公公看起來情緒也還不錯，因為他能自己餵飽自己，顯得比較有尊嚴。

　　有些家屬會認為，「與其讓患者弄得一團糟，倒不如先幫他做好。」但這是不恰當的想法，因為不讓患者練習，他就更不會做。試想，如果患者吃飯需要您餵一口、他吃一口，長久下來，照護者與患者的情緒都不會好到哪裡去。而像梁太太這種「事後再來收拾」的做法，其花費的力氣絕不會比因為不想讓患者自己做而發生爭吵的力氣來得多，反而有利於降低衝突，緩解與患者的緊張關係，同時讓患者享有尊嚴。

## 原則6　減少與患者的衝突，與他維持良好的溝通

　　阿公這幾天不但飯吃得少，也比較不愛活動。兒子媳婦覺得很奇怪，擔心阿公是不是哪裡不舒服。醫生檢查之後發現，阿公似乎在情緒上有些問題，便詢問兒子最近是否有什麼事讓阿公不愉快。兒子想了很久，才突然記起前兩天天氣很熱，可是阿公硬要穿喜歡的那件厚外套出門，他怕阿公熱壞了，堅持不給他穿，阿公很生氣。但他沒想到，已經過了幾天，阿公的情緒仍然無法恢復。

　　保持患者的好心情非常重要，這也就是為什麼要時常提醒照護者，勿與患者正面衝突、不要和他產生爭執。因為患者心情不好，配合度就低，容易對照護者造成困擾。

　　生氣的情緒很容易殘留，所以可能事情過去了，但情緒還在。也就是說，患者可能已經忘了曾經發生什麼事，但他就是一直覺得「氣呼呼」的。所以特別再三強調，面對患者時勿強化當下的衝突，能化解的事就化解。否則持續吵鬧及爭執的結果，將會強化衝突，進而強化了患者生氣的情緒。

　　在愉悅情緒方面，以台灣失智症協會中的許多患者為例，患者們可能不記得在協會裡做了什麼事，但只記得協會工作人員對他們很好、到協會去是一件開心的事，因而非常願意到協會走動。（註6）

---

**註6 記憶與情緒的關係**

記憶與情緒有著密切的關係。人類的腦部透過杏仁核（amygadala）來調控海馬回的記憶功能。良好的情緒有助於學習與記憶。

經常稱讚患者，與患者建立「好朋友」的關係，和他站在同一陣線上，對照顧是有幫助的。

盧小姐費了九牛二虎之力，好不容易才說服媽媽來參加瑞智學堂的活動，來到學堂之後學堂老師用媽媽熟悉的語言——日語稱讚媽媽「妳很漂亮」，媽媽聽了很開心，之後老師請盧媽媽擔任日文老師，於是以日文稱呼盧媽媽「老師」。

約一個鐘頭後，盧小姐拉著媽媽的手表示要回家了，盧媽媽反而拉回女兒的手說：「再多坐一會兒嘛！」

＊＊＊

王老師擔任小學老師４０年，７２歲時患有輕度失智，短程記憶很差，經常重複同樣的話、同樣的動作，令配偶十分困擾。王老師生性內向，不愛參與團體活動，家人擔心他愈來愈退化，千方百計帶他去參加瑞智學堂。

在課程中帶領的老師以「王老師」來稱呼他，同時每回課程中必定提到王老師４０年來作育英才之貢獻，並接納他的表達方式，幾回之後，王老師可以自己記得要到學堂上課的時間，且將學堂老師的名片隨身攜帶。

因為疾病的關係，照護者與病患常會發生溝通不良的狀況。與失智患者溝通的有效程度，以身體語言及說話音調占九成，話語內容只占一成。身體語言包括臉部表情、身體姿態等。因此，照顧者可多藉由非語言的方式來和患者溝通。若失智者能接受的話，可藉由擁抱或觸摸來表達愛和關懷。最好的溝通是談熟悉的快樂往事，因為失智者的遠程記憶受影響的時間較晚。

## 與失智者溝通的技巧

失智者可能因為腦部損傷而影響語言功能，也可能因為視覺、聽覺功能的退化以及環境因素，而產生溝通不良的問題。因此，在和失智者溝通出現困難時，若能注意下列事項，也許有幫助。

### 1. 確定他們有聽到您在對他說話

依失智者需要，可在互動中常叫他的名字並說出照顧者的姓名，令其充分認知彼此。說話時眼睛看著他，並調整自己的位置在失智者目光之前，視線盡量保持在同一水平高度上，確定他有看到您、聽到您說話，也知道您在和他說話。

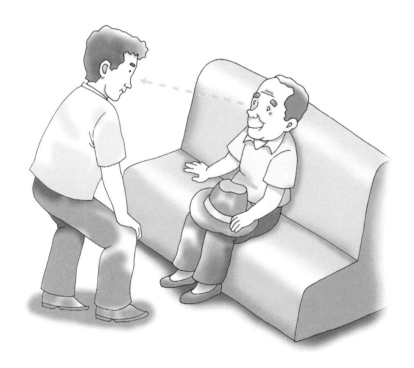

與失智患者說話時，請確保他有看到您，並降低周圍的收音機、電視機音量到最低，以免干擾。

## 2. 話語簡短清楚，並用手勢、身體姿勢、圖片來輔助

將複雜步驟分解為幾個簡單步驟，試著一步一步地引導，並肯定他已完成的部分。一次只給一個指示，一次只問一個問題。若患者狀況為中重度，則應以肯定句代替問句。

## 3. 依失智者能力，調整說話速度

慢慢地說，避免提高音調，因為這樣反而會更聽不清楚。必要時不斷將話語重複，並使用相同的用語或說法。提供簡單選擇機會，如「散步，或是看電視」，並給失智者足夠時間反應，勿急著催促他給出答案。

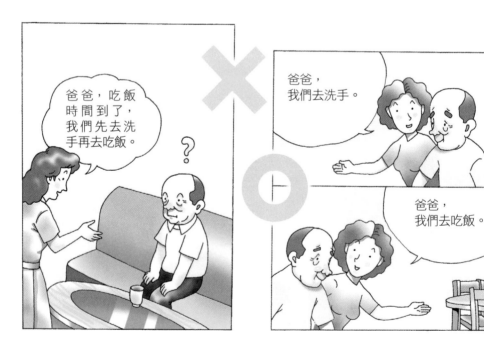

不要一次下達太多指示給患者，最好是一個指示一個動作地進行。

### 4. 留意失智者是否有身體不適之徵兆

控制背景噪音的影響降至最低，留意失智者是否有身體不適之徵兆或過於疲累。請醫師評估聽力及視力障礙，必要時以眼鏡或助聽器改善之。

### 5. 多肯定、少否定、勿爭辯、不糾正

多說「您可以……」，少說「您不可以……」。避免和失智者爭辯，或催促、責罵、指使患者，也不要表現出「憐憫」的態度，或一直問他「記不記得……」等。

## 原則7　注意患者的安全，防止意外發生

一天下午，阿嬤突然間抱著肚子，神色痛苦，告訴家人：「我快生了啦！」家人帶她去看醫生，診斷應是阿媽吃下太多東西，導致腹脹及腸胃發炎。回到家之後，家人在廚房中才發現，剛買回來滷好的蛋已經被吃得一顆不剩，算一算阿媽大概吃了 20 顆！

患者因判斷能力、身體協調降低，其日常生活發生意外的機率也會增加。必須盡可能維持居家或生活環境的安全。有時即使是看來安全的東西，也會因為失智者的不當使用，而發生問題。

例如前述案例中的家庭是個大家庭，所以東西一次都會準備很多。失智者會忘記他已經吃過東西，看到有現成的東西就會想吃。雖然蛋是營養的食物，但在短時間內吃下那麼多蛋，肯定無法消化。

食物還好，若是危險的東西例如利器，或者清潔劑、老鼠藥、防腐劑等，就可能發生不幸。

## 安全上須注意的問題

雖然我們鼓勵家屬盡量讓失智者從事一些活動或家務，但仍要提醒照護者注意以下幾個問題，以免讓失智者暴露於危險中。

### 1. 危險物品

失智者操作能力範圍外的東西，例如利器、電熨斗、鋸子、老鼠藥、殺蟲劑、農藥等。因失智者的記憶力及判斷力變差，使用危險物品時可能導致自己或他人受傷。例如除草機開了就忘了關、將鋒利的刀子置於桌子邊緣等。

### 2. 危險環境

- **馬路**：失智者的判斷能力不足，因此常無法順利過馬路，或開車上了高速公路就回不了家。
- **夜晚或陰天**：光線不足加上環境線索減少，讓失智者找不到平常回家的路，就容易迷路。

  70 歲輕度失智的朱先生就表示，白天可以找到回家的路，但晚上就很困難，他說：「明明就是這個方向，可是怎麼就是走不到呢？」
- **不熟悉的戶外環境**：如公共廁所，通常設有多個出口，常會令失智者找不到原來進去的出口。人潮擁擠的地方，失智者也容易失散在人群中。例如在人多進出電梯時，常造成一人在外、一人在電梯內而失散的意外。所以千萬不要冒任何險，讓失智者處於危險、陌生的環境。

### 3. 危險操作

　　例如將金屬製品放到微波爐裡、用瓦斯爐燒開水忘了關、電爐使用不當、拿塑膠容器去瓦斯爐上面煮等等。

### 4. 危險社會情況

　　有的失智者在輕度時還負責管理公司事業或處理財務問題，就是一種很危險的社會情況。因為他可能在判斷力不足的狀況下替人做保、簽支票，或決定公司重大政策等。

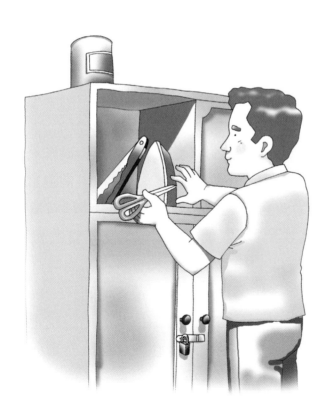

為了失智者的安全，應把利器、藥品、殺蟲劑等妥善收到櫃子裡並上鎖。

## 原則8　讓親友、鄰居了解家中失智患者病況

　　夏太太最近常覺得鄰居看她的眼神怪怪的，夏太太跟他們打招呼，他們也都很客套敷衍，不復往日的熱情。

　　有次她鼓起勇氣詢問一位鄰居，才知道原來患有失智症的婆婆到處跟鄰居指控夏太太偷拿她的錢，還不給她飯吃。夏太太滿腹委曲，既傷心又生氣，只因自己對左鄰右舍隱瞞婆婆有失智症的事實，竟讓她蒙受了不白之冤。

＊　＊　＊

　　彭伯伯在村中是家喻戶曉的里長伯，失智之後家人不避諱地讓村人知道，彭伯伯找不到路回家時，村人都會主動帶他回家，無形中減輕了家屬的照護困擾。

　　當家人罹患了失智症，初期家屬通常不願意告訴鄰居家中失智者的狀況，因為失智症患者一些「脫軌」的狀況，常讓家屬覺得面子掛不住，而對患者的病況刻意隱瞞，事實上這是沒有幫助的。

　　失智患者因為疾病的關係會產生妄想及不實的指控，往往造成別人甚至是親友間的誤會。因為失智者在初期時外表和一般人沒有兩樣，他行動自如、說話可能也還算流利，一般人在短時間內不會察覺他的病態，因此若患者指控某個兒子或媳婦對他不好，沒有同住一起的親友不明就理，往往會信以為真而對該照顧者加以責怪。尤其是若指控的內容牽涉到金錢，就會造成更大的糾紛。

　　因此，家屬應該坦然地告訴親友及鄰居家中失智者的病況，

並把事實說出，一方面澄清其他家庭成員的疑慮，另一方面也可以藉由親友及鄰居的協助，降低患者發生危險的可能性。同時家屬可能會發現，當自己把實情說出來之後，才知道原來許多親愛的長輩也都出現失智症狀，這問題是普遍存在的。

有時候沒有同住的家屬並不了解長輩失智生病的事實，這時候可以請長輩去那個家屬家住個幾天或一個星期，或由失智症診斷的醫師向家屬說明。有時一張診斷書或身心障礙手冊可以讓事情單純許多。

## 原則9 依照患者的獨特性及病程，改變照護方式

在家屬團體的分享中，成員發現，每個家中的「老寶貝」會出現的狀況都不一樣。有次在分享「用餐」的問題時，陳太太表示，媽媽在團體中可自行吃飯，但在家中則需要家人餵，讓家人頗感困惑；王太太則說，婆婆在家中可以吃得很好，但只要碰到人多、吵雜時就會發脾氣不吃。

「一百位失智患者，就有一百種樣子。」沒有兩位失智者是一模一樣的，須尊重每一位失智者的獨特性，但應多吸取他人的照護經驗，可激發自己發展出更好的照護方式。了解失智者過去的背景及生活經驗，有助於理解患者的情緒及反應。

吳太太在輕度失智時可以自己挑衣服、穿衣服，家人完全不用協助；到了中度時，則會穿兩腳不同的鞋子、或穿著睡衣出門，此時家人要協助準備好衣服看著她穿；到了更退化的階段，吳太

135

太拿著衣服不知如何穿，家人必須在旁，一個指示、一個動作地引導她穿衣。

　　即使面對同一個患者，其照護方式也並非一成不變。

　　失智患者的行為症狀會隨病程有所變化，這個月的困擾行為可能和下個月不同，照顧者必須用心觀察、依照其狀態來調整照護方式。

　　照顧失智患者不容易，需要很大的體力、心力、耐力以及許多的包容。

　　家屬可在患者接受的範圍內，多以身體接觸方式傳達溫暖關懷。例如拍拍他的肩、抱抱他、拉他的手或觸碰他的手臂等，傳達對他的關懷及愛。

# 問題行為的照護方式

　　失智症患者中，大概有 **90%** 以上的患者會出現問題行為，這些問題可能不會同時出現在一位患者身上，且依患者的病程不同有嚴重程度的差異。雖然患者的問題行為讓人困擾，但照護者仍有應對之道。

　　患者的問題行為的確讓人困擾，以下分別提供照護應對之道。

　　失智症患者的問題行為包括：

- 妄想
- 虛談
- 幻覺
- 情緒障礙
- 遊走及走失
- 不適當的行為
- 暴力或攻擊行為
- 拒絕行為
- 性的問題

## 妄想

　　每到黃昏時，常可以看到一位年長的阿嬤拉著一位少婦，在公園東張西望似乎在尋找什麼人或什麼東西。經過詢問，原來這位阿嬤在尋找自己的女兒。旁人問這位少婦：「那她的女兒呢？」

少婦啼笑皆非地回答：「就是我啊！我媽患有失智症，她總是拉著我要我一同找她的女兒呢！」

\* \* \*

古先生負責照顧罹患失智症的妻子。有一天他的妻子突然跟他說：「您不要再來找我了！我已經是個有夫之婦了！您趕快走吧，我先生等一下就回來了！」古先生因為知道妻子的病情，也知道不須做無謂的爭辯，因此便起身到大樓的中庭繞了一圈，20分鐘之後再回到家裡。他的妻子看到他非常高興，如釋重負地跟他說：「還好你回來了。剛剛有一個男人冒充你一直來找我，很煩呢！」

\* \* \*

周先生下班一回到家，就看見老婆滿臉委屈且不知所措地坐在客廳，而坐在沙發上另一頭的媽媽則是滿臉淚痕。周先生感到十分疑惑，趕忙詢問太太到底發生了什麼事。原來是周先生的媽媽今天下午吵著要吃飯，媳婦告訴她說：「才剛吃完午餐，晚一點再弄點心給您吃。」可是婆婆卻很生氣地指控媳婦不給她飯吃，讓她餓肚子，媳婦眼看婆婆不聽她的解釋，於是心生一計到廚房去拿出午餐吃過、但還沒洗的碗說：「您看，我們已經吃過午餐了，碗還沒洗呢！」想不到婆婆竟然開始哭了起來，說：「我怎麼這麼沒用，連是不是吃過飯都不記得了！」

\* \* \*

湯先生打電話到警察局報案，表示兒子要害死他，警察帶著

槍趕到現場，押著湯先生及兒子到警局一番問訊之後，才了解原來湯先生失智，與兒子一陣衝突吵架之後，認為兒子要害他。之後，湯先生偶爾就會打電話報警，警察除了安撫他，同時也會配合「教訓」一下他兒子。

「妄想」是很常見於中、重度失智症患者的症狀，它是一種「不實、但令患者深信不疑的想法」。妄想的內容非常多元，通常可歸納出幾類：

- 有人偷他的東西
- 認為自己房子不是自己的家，吵著要回家
- 以為配偶或照護者是冒充的，要趕他們出去
- 以為配偶外遇或照護者不忠
- 覺得會被遺棄或被害

當患者出現妄想的症狀時，與他爭辯是無效的。大多數的照護者在開始時會不斷解釋、與患者爭辯，甚至拿出身分證、房地契證明自己的身分或告訴患者這就是他的家，然而到最後會發現全都徒勞無功。

因此請切記，勿與患者爭辯，否則除了可能導致患者生氣之外，少數較嚴重者還會有繼發性的言語或肢體暴力，後果更難處理。

### ◎ 照護者可以這麼做

- 在可能的範圍內順著患者的意思，例如第一個案例中，女兒就帶媽媽外出，把它當成是媽媽的運動，讓她外出走走、看看外面的世界。

- 在外面時女兒可以趁機與媽媽聊聊天，轉移她的注意力，半個小時之後再回家，這時患者往往早已忘記他出門的目的是什麼。
- 有時候媽媽在不恰當的時間（例如深夜）想要外出找女兒，女兒會故意跟媽媽說：「好，我去換件衣服，妳等我一下。」10 分鐘之後換件衣服出來，找個話題引開媽媽的注意，有時也有效。

當失智者因找不到東西或純粹妄想而指控別人偷竊時，照護者千萬不要否決患者的想法或與他爭執，否則可能造成造成更大的情緒衝突。此時可以試著：

- 到患者平常放東西或最喜歡藏東西的地方找找看。
- 將重要的東西做備份，例如鑰匙。
- 倒垃圾前檢查垃圾桶，以防止把失智患者藏在垃圾桶中的貴重財物丟棄。
- 用溫和的態度協助患者尋找失物，再適時地移轉他的注意力。

曾有失智症家屬問：「如何可以讓患者承認他錯了？」老實說，這對失智患者而言恐怕難度過高，因為一則患者判斷力有障礙，不覺得自己錯了，二則他有記憶障礙，可能已經忘了他曾經做過這件事。

有時候照顧者舉出各種「證據」證明患者是「錯的」，卻讓患者感到羞愧或甚至是惱怒，所以，「誰對誰錯」並不是重點，也沒有任何意義，重要的是了解患者的需求、同理他的感受，然後以他感興趣的事務試著轉移他的注意力，讓他維持好情緒。

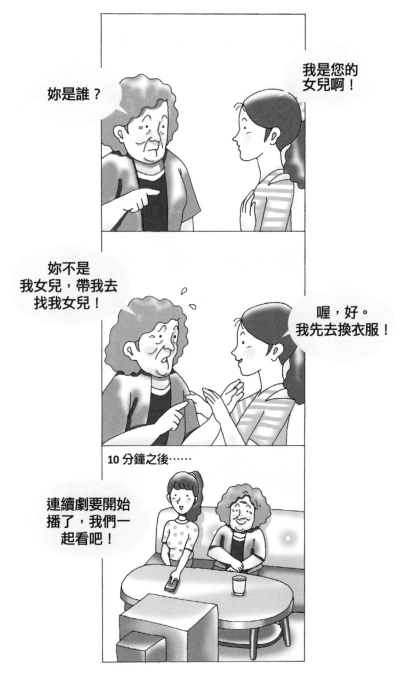

失智患者可能產生妄想，或不認得照顧者，照顧者應避免與他爭辯，
並適當地轉移他的注意力。

# 虛談

在門診室中，醫生問一位患者早餐吃了什麼。患者侃侃而談：「早餐我吃燒餅、油條、豆漿。」但當醫生轉而向家屬求證時，才知道當天早上患者吃的是稀飯，而燒餅、油條是前幾天吃的。

虛談是「錯誤記憶的產物」。通常失智患者會把不曾發生的事或之前經歷的時間和地點錯置、混淆，當成是今天或剛剛發生的事。患者無法分辨哪些內容是正確的，因而雖然講得像是有那麼一回事，但通常都是不實的。

## ◎照護者可以這麼做

家屬只須注意，如果虛談內容不會對患者的情緒造成影響，即可以置之不理。一樣切記，不要與患者爭辯什麼才是對的！

# 幻覺

已到了就寢時間，但媽媽坐在床頭就是不肯躺下睡覺，眼睛還一直往床尾方向望去。兒子進房間提醒她該睡了，她說：「為什麼那些小孩一直在我床上玩？他們是誰？你趕快叫他們回家，不然我不能睡覺。」兒子聽了心裡直發毛，因為房裡除了他和媽媽，沒有任何人。

路易氏體、血管型失智症或阿茲海默型的失智症患者，到了中、重度時，產生幻覺的機率相當大，尤其是路易氏體型的患者，

發生幻覺的情況特別普遍且強烈。

失智症患者的幻覺與精神病患的有些不同，精神患者是以「聽幻覺」為主，但失智者通常會發生「視幻覺」的現象。其幻覺內容相當多元，可能包括看到熟人、已逝去的親人、陌生人、小孩、動物、昆蟲、蛇等。

失智者對於理解鏡中之影像有困難，以為真的有一個人在鏡子裡面，而造成照護者的困擾。

顏媽媽進入電梯，看到鏡中自己的影像，就說：「妳也來這裡啊？」平常吃飯時，會招呼鏡中的自己一起來吃飯。另一位失智的唐媽媽則是非常憤怒地對鏡中的自己說：「趕快閃一邊，不要擋住我的路。」

有些幻覺的產生原因很難加以解釋，但有些則是「錯覺」。錯覺可能因環境有反光而產生，例如鏡子、水族箱或透明玻璃等。舉例來說，患者用餐時坐在面對玻璃窗的位置，在白天時因為光線明亮，所以不會有問題，但到了晚上因為室內開燈造成反光，使老人家看到自己的倒影，他們會誤以為那是別人。另外，有些中、重度失智者在搭乘電梯時，看到鏡中自己的影像，也會跟「他」打招呼，甚至跟鏡中的人講話。

錯覺通常發生在光線不足時，例如黃昏或晚上，稱為黃昏症候群（Sunset Syndrome）。因光線的變化會讓患者覺得不安，而加重他錯覺的情況。如果對患者而言不會造成情緒或暴力行為，在安全的前提下，家屬可以不必處理它，家屬也毋須把他說的內容當成恐怖的事。但假若錯覺的內容令患者不舒服或害怕，而產

生繼發性的情緒或妄想時，家人就必須處理。

### ◎照護者可以這麼做

- 如果是反光造成的問題，可以用窗簾把窗子蓋起來，或把玻璃換成毛玻璃或白霧玻璃；
- 家屬可以試著拿東西去觸碰、用手去摸失智者說有其他物體的地方，利用兩個感官系統的衝突，讓這些幻覺自然地消失；
- 加強夜間室內的照明，也可以減少錯覺。

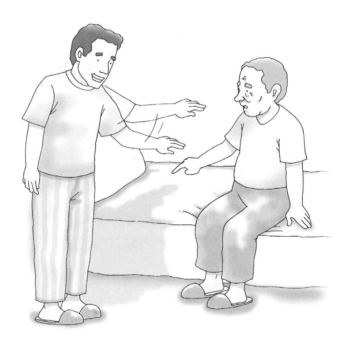

失智患者可能產生幻覺，照護者可以用溫和的語氣告訴他，並沒有他看到的那些東西，並開亮室內的燈、移除屋內的反光物等。

## 情緒障礙

失智患者常見的情緒問題包括：

- 情緒低落、憂鬱
- 焦慮及恐懼
- 害怕落單
- 嚴重依附照護者

血管性失智症特別容易產生憂鬱的症狀，比例高達 4 ～ 5 成。患者有時候會有「情緒失禁」的現象，也就是對於生活上的一些小事，病患卻突然號啕大哭或放聲大笑。例如因為看到一段時間不見的親友，或在電視上看到有點感人的畫面而突然哭得很大聲；以及因輕微的刺激或不是很好笑的笑話，就突然很大聲地笑。

這些超出情緒強度的表現或反應，事實上是因為大腦對表達情緒的運動構造，也就是大腦額葉到橋腦的通道受到阻塞而導致。

基本上，有情緒失禁現象的患者會傾向於「愛哭」或「愛笑」，但事實上哭與笑這兩種情緒在表達時，會用到同一組的呼吸、咽喉、臉部肌肉，因此在極端的情緒時，它們的表達方式是非常接近的。

### ◎照護者可以這麼做

碰到這種狀況時，家屬不須太過緊張或隨著患者的情緒起伏，因為這種情緒就像一陣風，爆發時很強，但一下子就過去了。處理方式包括：

- 避免會造成尷尬的環境，例如不要帶容易放聲大笑的患者去參加嚴肅或悲傷的場合（例如喪禮）、不要帶容易哭的患者出現在喜事的場合。
- 如果情況非常嚴重，可諮詢醫師或請醫師開藥。

在阿茲海默症患者身上較常見的情緒障礙，是焦慮或焦躁不安的狀況，表現出來的行為可能會是一直重複問相同問題，次數可能達到數十次。重複問問題的現象一方面可能是因為患者記性差，問過之後馬上又忘記，另一方面可能是患者對即將到來的事情感到焦慮。

## ◎照護者可以這麼做

照護者要了解這種情況純粹是因為疾病而引起的，而不是患者故意找麻煩，因此在處理上，可以：

- 簡短、明確地回答患者的問題。
- 如果患者還是持續不停地問，則可以在回答之後順勢轉移話題到他喜愛的事物，甚至可談到以前一些患者古早、舊時的記憶，利用懷舊方式跳開當下的情境，才有辦法解決他一再重複問問題，以及讓照護者感到壓力的情況。
- 平時盡量安排患者有興趣的、能參與的活動以減少重複的頻率，白天可考慮到日照中心參與活動。

媽媽患了失智症之後，由女兒負責在家照顧。女兒發現媽媽有很嚴重的依賴行為，常常跟在她屁股後，女兒走到哪裡她就跟到哪裡，有時連上廁所媽媽都要跟，跟到廁所門口，還不准女兒關門，女兒覺得媽媽變成她的影子一般，讓她很困擾。

◎**照護者可以這麼做**

上述的例子是因為患者極度缺乏安全感，害怕照護者會離他們而去。此時，建議照護者：

- 溫柔對待患者，有時可以利用肢體接觸的方式，例如碰觸他的手臂、抱抱他，讓他產生安全感；

- 當必須離開患者視線時（例如做飯），可以找些事情給他做，例如請他幫忙摺衣服、讓他看喜歡的電視節目，分散其注意力；

- 需儲備照顧替手，讓自己有喘息空間。若離開的時間較長，可以請別人代為照顧一下患者。

## 遊走及走失

吳老太太是一位年逾 70 歲的額顳葉型失智患者，有非常嚴重的遊走需求。由於吳老太太家住鄉下，且家中開了小雜貨店，所以鄰居們彼此都很熟識，也都清楚吳老太太的病況。每次只要吳老太太又出來走動，鄰居們都會幫忙注意，有時吳老太太走得太遠，熱心的鄰居們便會去喚她回來，或者趕緊打電話通知吳老太太的家屬將她帶回，以免發生意外。

遊走指的是失智症患者一種看似漫無目的的走動行為，使得患者走失或迷路，甚至進入不安全的環境，對自己造成傷害。遊走的現象會發生在各個類型的失智症患者身上，據了解，有將近 6 成的失智症患者會有不同程度的遊走行為，因此遊走問題的處理，成為照護者一個很大的挑戰。

特別是額顳葉型的患者，以及行動力很好的患者，會有極大的遊走需求，他們可以整天不停地走動。

失智者發生遊走的可能原因有：

- 患者還活在以前的生活裡，例如起床後要去上班（但他已退休多年）、要去找已逝去的親人等。
- 對原本熟悉的人、事、物感到陌生，因而要去找熟悉的人事物。
- 對於不熟悉的影像、聲音或幻覺感到恐懼，或想要離開吵雜、擁擠的環境。
- 在新環境中迷失、搞不清楚方向。
- 想要尋找特定的人（例如自己的女兒）、地方（例如廁所）、食物。
- 因缺乏活動而焦躁不安。
- 服用的藥物引起焦躁不安或意識混亂的副作用。

上述原因都可能造成失智者遊走而離開家門，初始時患者可能偶爾還可以自行走路或搭車到達目的地，但到後來迷路、走失的狀況就會愈頻繁。

### ◎照護者可以這麼做

為了預防患者因遊走、迷路而發生意外，可以採用以下做法：

- 有計劃地安排患者一天的活動，鼓勵患者參與活動或參與日常家務，可考慮參與日照中心的活動課程。
- 減少環境中噪音與混亂的狀況，避免使患者焦慮不安，若患者堅持要出去，則家屬可以陪他在院子或附近街道以及公園走走、透透氣。

- 若環境許可，可設置一個、安全的迴路通道。如果家中空間不是很大，也可安排適當環境，例如利用家具與牆形成一個通道迴路，讓患者來回走動。

- 隨時留意患者狀況，例如是否需要上廁所或肚子餓等，並讓患者保持好心情。

- 用窗簾或屏風將主要出入口遮蔽起來，以免患者看到門就想出去，門窗應加鎖，或採用不易打開的鎖閂裝置，或在門窗或出入口加裝風鈴或感應器，只要患者一出門就可以立即被發現。

- 讓鄰居及附近商店了解病患狀況，必要時提供支援或通報。

- 家屬應備有病患近期照片，以利走失後的迅速找尋。

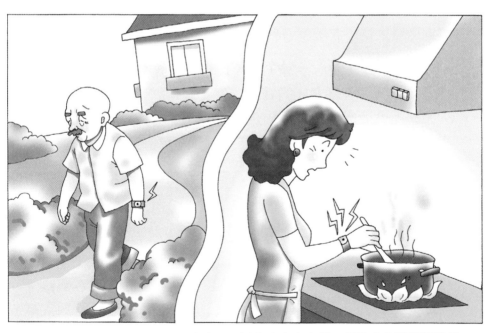

預防患者在家屬不注意時外出而走失，可以在患者身上戴一個防走失警報追蹤器，一旦他遠離家門，就會警示家屬注意。

## 再次提醒

### 預防走失的照護技巧

從發現有輕度失智開始，患者本身就該隨時讓自己身上帶有可供辨識身分的證明文件或物件（可由家屬幫患者準備），例如：

- **名片**：可以是患者本身或家屬的名片，上頭可印有姓名、住址及聯絡電話等。名片最為方便，但缺點是在換了衣服之後，常忘了要將名片放進去，所以要養成習慣。

- **在患者的隨身物品上註明聯絡方式**：例如鑰匙圈、打火機、香菸盒、皮夾。

- **在衣服上繡名字及聯絡電話**：每一件衣服都得繡上資料，否則會發生換了衣服就沒有聯絡資料的狀況。

- **防走失手鍊（愛心手鍊）**：可以申請防走失手鍊，或自己打造一條刻有聯絡方式的鍊子（但要記得鍊子不要太豪華，以免引起歹徒的覬覦）。防走失手鍊不易拆掉，也不會有像名片一樣須隨衣服更換的問題，是一個較佳的方式。

- **紋身貼紙**：之前曾有家屬在患者身上刺青，雖然好用，但方法較極端，建議可以紋身貼紙代替，不過需訂製，且一段時間後得重新更換。

- **佩戴具衛星定位功能的手機或衛星定位器**：這類產品可幫助尋找走失的患者，但這並非萬無一失，家屬的細心照料才是最重要的。台灣失智症協會已爭取將衛星定位器列入輔具補助項目之一，領有身心障礙手冊者可洽各地輔具中心或洽諮詢專線 0800-474-580，或參考台灣失智症協會網站

www.tada2002.org.tw。

- **預防走失提醒器**：帶失智者出門時，可設定安全距離，藉由
  震動及聲音讓照顧者察覺失智者已離開安全距離，以避免
  走失。詳細資料可參考「輔具資源入口網」http://newrepat.
  sfaa.gov.tw/。

除了上述可準備的物件之外，最重要的是，與患者一同外出，
在人多、擁擠的場所以及進出電梯時，務必緊握患者的手，以
免失散。

蘇媽媽擔心蘇伯伯走失，於是帶著蘇伯伯每天上香拜拜，並口
中唸著「我是蘇〇〇，住在〇〇市〇〇區〇〇街〇〇巷〇〇號，電
話 8xxx8xxx，請菩薩保佑我健康平安。」每天重複兩次，期待
萬一走失時，比較有機會說得出來。

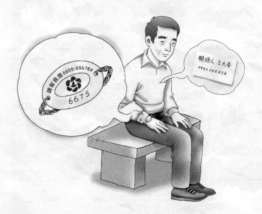

為失智者申請愛心手鍊，或在他口袋中放聯絡人的名片，患者萬
一走失，警方及善心人士才能順利幫助失智患者回到家。

## 再次提醒

### 公廁是常走失的場所

餐廳、加油站、旅館、車站、公園、休息站等公共場所的廁所，是失智症患者經常發生走失的地方，但卻經常被忽略。多半的人不會察覺公廁的危險，也因為有時照護者與患者性別不同，因而在外使用公廁時往往會讓患者獨自進去，這段照護上的空窗期，十分容易發生患者走失的意外，因此有必要在此提醒家屬注意。

發生走失最常見的狀況是，照護者同時也去上廁所，結果患者先出來，當他找不到人，心裡會引發一陣恐慌，就會開始到處走動尋找，以致於迷路。第二種狀況是，某些公廁有二個以上的出口，患者可能從這個入口進去，卻從另一個出口出來，出來後找不到家人因而走失。

因此建議，在使用公廁時，應有同性別的家屬或友人陪伴一同進入，確保患者不會走失。

當只有單一照護者帶著患者外出時，建議盡量使用單一間、沒有分性別的廁所（例如殘障廁所或性別友善廁所），這類廁所空間較大，可以同時容納照護者與患者，可避免走失情況發生。

如果沒有殘障廁所的設置，可請別人幫忙暫時看著患者，尤其是有多重出口時更要小心。萬一真的不行，在最緊急狀況下，即使不同性別，但帶著他一起上廁所也沒關係，雖然可能要忍受別人異樣的眼光，但總比讓患者走失來得好。

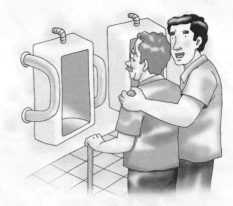

帶患者上公廁時，最好能陪他一同進去，以免患者出來後找不到家屬而走失。

## 不適當的行為

　　父親節當天，張先生帶著全家大小一起到餐廳用餐慶祝，患有失智症的父親也一同前往。用餐中途，張先生的父親說他要去洗手間，張先生心想，反正餐廳不大，不用擔心父親走失，因此並沒有跟著他。沒想到，父親雖然往洗手間方向走去，但卻沒有進去，而是在廁所門口就開始便溺。

　　事情發生之後，張先生除了向餐廳的工作人員說明父親生病的事實，並為造成工作人員的麻煩而致歉之外，心裡並告訴自己，以後帶父親外出，一定不讓他離開自己的視線。

＊　＊　＊

　　鍾伯伯一向溫文有禮，失智之後卻經常在公共場所對人大發脾氣，如在餐廳中大聲責備服務生態度不好，令家人十分尷尬。

＊　＊　＊

　　黃先生罹患額顳葉失智症，於捷運上看到年輕人坐在博愛座便破口大罵，兩人起衝突，因而被帶去警察局。

　　不適當的行為包括：

- **一再重複之活動**：例如不斷地打開櫃子、關上、再打開、再關上，或不斷重複問或說同一句話。
- **不適當地收或藏東西**：例如收藏衛生紙、把沒有用的垃圾藏起來，或把鞋子收到棉被裡。
- **不適當的行為**：例如隨地吐痰、吃飯時隨地吐骨頭、把垃圾丟到樓下、在公共場所脫衣、撫摸生殖器、隨地大小便等。

## ◎照護者可以這麼做

當發生這種情形時，請照護者記得這是因為疾病所導致，而非患者「故意」為之，因此建議：

- 不要有太激烈的反應。
- 溫柔而堅定地轉移他的注意力，以停止他的行為。
- 準備大容器讓患者方便吐痰或骨頭，盡快收好垃圾，垃圾桶放在櫃子裡，同時對鄰居說明患者病情。
- 隨身攜帶說明卡，必要時幫助他人了解患者的病情，並致歉請對方包涵。
- 盡量避免易引發不適當行為之情境。

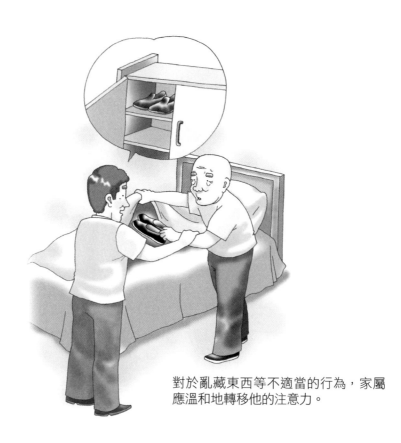

對於亂藏東西等不適當的行為，家屬應溫和地轉移他的注意力。

## 暴力或攻擊行為

劉太太這個月帶患有失智症的先生到醫院就診時，請求醫師開安眠藥給患者。醫生問其原因，原來是劉老先生不愛洗澡，每次洗澡都得動員全家大小，甚至將劉老先生「五花大綁」帶進浴室。有時在家屬拉著劉老先生去浴室的過程中，劉老先生會生氣罵人，甚至是動手打人。因此劉太太希望讓他在洗澡前服用一點安眠藥，以順利幫他洗澡。但醫師告訴劉太太，利用藥物來讓患者「乖乖就範」，並不是最適當的方法，且容易發生危險。

\* \* \*

中度失智的王先生總是指責王太太浪費、在外行為不檢點，太太對這些「不實的指控」氣不過，於是兩人爭吵起來，王先生對太太動粗，王太太不得已，只好將先生送到精神科病房治療。

患者會出現暴力行為，通常是因為被勉強或被阻擋做某事，感覺受挫而產生的反應，照護者常會用自己的方式來要求患者做某些事，因而惹惱患者，產生患者辱罵、甚至動手打照護者的行為。

此外，患者到了中後期更可能會變得易怒、激動或因為幻覺而有暴力行為。

其產生原因包括：

- 喪失對社會行為及是非判斷的能力；
- 無法接受負面的感覺或挫折；
- 容易誤解別人的語言及行為。

## ◎照護者可以這麼做

應努力避免和患者衝突，預防暴力行為發生。當患者出現暴力及攻擊行為時，照護者可以：

- 保持冷靜，試著不要表現出害怕及驚慌，放低聲音。
- 運用患者有興趣的活動或食物轉移他的注意力。
- 暫時離開現場，尋找救兵（如他最疼愛的子女）。
- 觀察其暴力行為發生的時間及誘發因子，避免日後再發生。
- 保護患者及自身的安全。
- 如果暴力行為經常發生，則應尋求醫師及專業人員的協助，必要時需要短期住院檢查、觀察及調整藥物，待穩定再返回家中。

# 拒絕行為

「媽，現在該去洗澡囉！」許太太拉著媽媽往浴室走，但老人家馬上說：「不要！」還一手拉住椅子，不肯站起來。許太太好說歹說，但媽媽就是直搖頭，僵持了二十分鐘，許太太的耐心都快要用盡了。

就在此時，許太太的兒子遛完狗回到家，看到媽媽一臉無奈，就知道一定是奶奶又不肯去洗澡了。於是便跟身旁的小狗說：「小白，快，快帶奶奶去洗澡！」此時，只見狗狗小白飛奔到奶奶旁邊，汪汪兩聲，並用嘴巴咬住奶奶的褲管，往浴室方向移動。說也奇怪，奶奶竟然起身，乖乖去洗澡了！而這個方法，還真是屢試不爽呢！

＊＊＊

黃奶奶喜歡去廟裡拜拜，女兒說拜神之前要先洗澡，洗乾淨才能去拜拜，於是黃奶奶就會很配合地洗澡。

陳奶奶很聽醫師的話，為了讓陳奶奶願意外出散步運動，醫師用醫院處方簽，寫下「陳○○女士，每天要散步 30 分鐘」，同時蓋上醫師用章，如此一來，陳奶奶就很配合地執行。

至於〈女人四十〉影片中，曾是軍人的患者要跳樓（跳傘），媳婦告知今天是莒光日不可跳，患者就接受了。

患者到了後期往往會成為「永遠的反對黨」，不想吃飯、不想洗澡、不想散步……，什麼事都不想做。此時需要家屬更多的耐心及愛心去包容，嘗試用各種可能的辦法引導患者從事一些活動。

## ◎照護者可以這麼做

- 可以請與患者較親、或患者較喜歡的人去引導患者，通常會收到比較好的效果，例如讓孫女引導阿嬤吃飯。
- 營造良好的環境，讓患者較願意去做家人要求的事（如在患者喜歡的老歌聲中吃飯），例如若患者喜歡吃叉燒飯，就可以跟患者說：「上完課我們去吃叉燒飯！」
- 了解患者背景文化及喜好，針對他所在乎的事務來引導他。
- 製造誘因，讓患者願意配合。
- 若患者真的不願意，家人毋須勉強，可先輕輕帶過，在沒有情緒衝突的情境下，患者記性大多短暫，過一段時間換個方式或場景再來試試看，說不定他就答應了。
- 建議家屬可多參加家屬團體，學習不同的訣竅。

# 性的問題

這次林太太帶失智先生來看門診時，顯得有點欲言又止。在醫師的詢問之下，林太太很難為情地說：「最近我先生每天都有性需求，有時整天都黏著我不放。想想我們都已經是 70 多歲的人了，他這樣實在讓我很困擾！」

性的問題比較常見於女性照護者（男性患者）。通常的狀況是，男患者表現出對性的需求，令女性照顧者感到難為情、難堪、不知所措、產生嫌惡感甚至憤怒。有位阿嬤就曾經說過：「如果他真的要這麼做，我就去跳樓自殺」。

## 情境1　如果角色是夫妻

會出現性的困擾，一方面可能因為年紀大了，太太對性活動早已失去興趣，另一方面還可能是因為夫妻感情本來就不好，夫妻只是共同生活而已，早就沒有性生活。當兩人都很健康、頭腦清楚時，當然會去抑制這方面的衝動，但當生病之後對自己行為的控制能力下降，自然就可能產生衝動，並對另一半加以要求。有的時候，是女性從年輕以來就沒有享受過性的歡愉，現在要她來配合先生的要求，當然十分為難。

事實上，對「親密」的需求，男、女性患者都會有，這是人的基本需求。嚴格說來，有些患者的性能力已經大大減退，就像廣告上面說的「只剩下一張嘴巴」，能做的事有限，在這種情況下，身為太太的人可以用一些方法來化解患者的要求。

## ◎照護者可以這麼做

- 如果夫妻感情一向不錯，則可以用一些親密的動作來取代，例如抱一抱他、拍一拍他的肩膀，或講一些溫暖、甜蜜的話，通常可以化解當下的窘境。

- 如果覺得心理不舒服，可以跟自己信任的人談一談，抒發心裡的情緒壓力，如果情況沒有改善，則應該尋求專業人員的協助。

- 白天讓患者多做活動，消耗過多的精力，到了晚上就不會睡不著、胡思亂想。

- 有時候患者多次要求性行為，其實只是「重複的行為」，就像他不斷要求要吃東西一樣，不具任何意義，此時只要適切地轉移他的注意力即可。

- 利用藥物控制，有些抗憂鬱或抗精神藥物，可降低患者的性衝動及需求。

**情境2** 　如果角色是女兒、媳婦或者是女性外傭

不過如果照顧者是女兒、媳婦或者是女性的外傭等，男性長輩患者的這些舉動可能會更令人難以忍受。很多時候患者的這些行為並不一定完全是因為對性的需求，其實有時候他們需要的是一種親密的感覺。而像是拍拍他的手臂、牽他的手，或冬天時隔著很多衣服去抱抱他，就可以讓患者有「安心、滿足」的感覺。

## ◎照護者可以這麼做

- 在公開的場合牽患者的手或抱抱他，比起在房間內還要來得自然與自在，因此，趁著帶患者外出散步或過馬路時，才有這些動作，不但患者要的親密感得到滿足了，照護者心裡也會較為舒坦，而不致於有不愉快的聯想。同時可請所有家人多給患者擁抱，滿足其親密感需求。

---

**情境3** 如果患者在公共場合暴露身體、自慰或觸碰照護者身體

---

有的時候患者因為大腦受損，衝動抑制能力差，有性衝動時可能就會暴露他的身體，甚至當場自慰起來，讓周遭的人感到很難堪。

另外令異性（通常是女性，但不限於女性）照護者壓力頗大的是，有些患者會趁照護者需近身照顧、護理（如協助更衣、擦澡、沐浴）時，不適切地觸摸或擁抱照護者。

## ◎照護者可以這麼做

- 基本上這是患者腦部發生問題，與暴露狂的變態行為是為了尋求心理的滿足有很大的不同，照顧者不要以為他是故意為之而生氣。

- 當患者有自慰的行為時，在注意衛生的情況下（如手部清潔），給他一個隱密的空間，只要不影響到孫子女或晚輩就沒關係，甚至可以將這件事視為好事，因為這代表病患可以解決自己的需求。

- 有時尿道感染也會增加患者觸摸生殖器的機會，需就醫排除。

- 如果在公開場合，當然要立刻用溫和但堅定的態度制止他的

行為，並立即以其他衣物掩蓋，並帶他至隱密的角落穿好衣服，之後轉移他的注意力。

- 對於有不適切觸摸行為的患者，照護者可以用一些小技巧，例如接近的時候，請患者把雙手舉高，然後十指相扣把他的手引導到照護者肩膀上，再給患者一個擁抱，然後再退後。有時也可以請患者雙手拿著東西，例如握住捲好的毛巾，轉移其注意力。

當遇到患者的問題行為時，都請照護者或家人記得一個口訣：「順勢、轉彎」，只要好好地利用這個口訣，通常就能化解一些難處理的狀況。如果硬要與患者爭辯，只會收到反效果，爭到最後，不但目的沒達到，反而壞了患者及家屬的情緒。

當然如果遇到患者的暴力或不恰當行為時，就不能「順勢」了，而應馬上改變身段、找救兵並堅定轉移他的注意力才是。

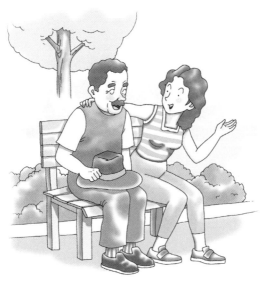

患者需要被肯定、被關心，家屬可以拍拍他的肩膀、牽他的手，讓他的親密感被滿足。

## 貼心叮嚀

### 陪伴失智者外出旅行的要領與注意事項

很多照護家屬一方面很想陪伴自己所照顧的家人外出旅行，另一方面又擔心患者的體力、耐力不足，容易因為太累而加重認知障礙的程度，或引發精神行為的症狀。然而一趟安排細心、行程適當的旅行，對於失智長輩或終日辛勞的照護者，都是一件相當正向的事。一方面可以共享天倫留下美好回憶，對失智長輩能增加感官與文化的刺激，而對於終日戰戰兢兢、無由放鬆的照護者也是種調劑，可以轉換疲累憂鬱的心情。

因此很多照護家屬希望知道，該如何安排陪伴失智長輩外出和旅行。

**1. 考量患者對旅途辛勞的耐受性**

基本上對旅途辛勞的耐受性，每位患者與照護者的個別差異相當大。基本上，失智嚴重度越低、精神症狀較不厲害、患者年紀越輕、行動力較好者，可以試著安排較遠程的旅行。

**2. 旅程適中，勿太長**

出國旅行應注意飛行時間不宜過長，因為會破壞失智者的內在生理時鐘（視叉上核）。如果飛行跨了過 3 個以上的時區，時差問題會較明顯，容易干擾正常作息與睡眠。搭乘飛機旅行如果跨越 8 個以上的時區，更容易出現日夜顛倒，白天嗜睡、晚上遊走的精神行為症狀。不得已需要進行跨越多時區的長途飛行時，可參考以下的方法。

- **班次安排**：班次上盡量選擇晚上出發，在目的地的白天到達的飛機。

- **準備安眠藥或鎮靜劑**：可以準備平常就有在服用的中短效

期的安眠藥（約 6 ～ 7 小時效力），或鎮靜作用比較強的抗精神藥物、抗憂鬱藥物，在用完機艙上的晚餐後，熄燈前服用（關機艙內大燈）。睡完一覺醒來後，盡量依照目的地的作息時間活動。

- **維持作息**：到達目的地後，如果與出發地比較起來，作息時間（如：入睡時間）需要提前（由西往東旅行，例如：從台灣到美國西岸），則可以利用早晨的太陽進行照光治療，而避免晒到黃昏的太陽（可以戴墨鏡）。反之，如果需要延後（由東往西旅行，例如：從台灣到歐洲），則早上避免日照，黃昏的時候盡量安排戶外活動。

- **自助或小團體的旅行方式**：其次在旅途的安排上，原則上如果家裡人力夠，或同行的親友願意協助配合，且旅行安排的經驗充足，則以自助或小團體的旅行方式會比較適合。行程上一天以一至兩個行程為佳，避免長途搭車趕行程，當失智長輩已露疲態，體力或耐力明顯不足的時候，可以跳過一些景點先到下一站去作一些較輕鬆的休閒活動或休息。整個旅行當中，調整時差後，盡量維持原來家中的作息時間表（包括進食、沐浴、入睡及起床），有助於長輩生理時鐘的穩定性，減少躁動與不安。

- **至餐廳用餐選擇干擾較少的位置**：不管是在國內外旅行，會有許多的機會在餐廳用餐。用餐時座位的選擇也很重要，避免長輩坐在四周都是人的位置，否則吵雜的人聲，造成過敏刺激會加重患者的認知功能障礙，甚至引發躁動、混亂或妄想。如有獨立包廂可供用餐，當然是最理想，否則也當選擇比較靠旁邊、干擾較少的位置（請同時參考〈與失智患者

外出用餐時的貼心叮嚀〉一文）。

- **使用公廁家屬應隨行**：旅行時使用公共廁所時更要注意安全，有同性別的親友同行時，最好有人陪同失智長輩進出。若無同性別的親友同行，則建議使用性別友喜廁所或無性別（unisex）的廁所（如殘障廁所），以便陪同進出。盡量不要讓失智長輩單獨進入公共廁所，很多公共廁所不只一個出入口，容易發生走失，也容易發生跌倒等意外（請同時參考〈公廁常是走失的場所〉一文）。

- **防走失的資訊要更新**：平常使用的防止走失機制（例如：台灣常用的愛心手鍊），在出國旅遊時可能無法發揮作用，需另外製作防走失手鍊的內容，比方用英文或當地語文製作的聯絡資料（通常是當地導遊手機、住宿旅館的電話）。

- **可用輪椅輔助行動力差的長輩**：對於行動能力較差的患者，因為很多的風景區、博物館需要走的路程較遠，可以準備一部輕便輪椅以備不時之需，對於腳程較弱的長輩也是很貼心實用的。

## 貼心叮嚀

### 與失智患者外出用餐時的叮嚀

- **盡量選擇日間或失智者精神好的時候出外用餐**，因為疲勞會使記憶與行為的問題更惡化。如果不得已須在夜間外出用餐，可以讓失智者在出發前小睡一下，以降低疲累。

- **選擇有患者喜歡的餐點和菜色的餐廳。**

- **有小包廂的安排最理想**，否則也應該選擇比較安靜的區域。遠離餐廳出入口，用餐時讓患者背對餐廳當中的擁擠與喧鬧，以減低用餐時的分心和干擾。

- **選擇比較接近洗手間的座位**，患者上洗手間（單一出入口）時，家屬或照護者可以在門外等候，也可以陪伴進入殘障廁所或性別有善廁所，以便協助。

- **幫忙讀出並說明菜單內容**，協助點菜。

- **可準備一些手拿小點心（finger food）**，當餐點未到，患者又吵著要吃時，或當餐點不符合患者需求時，可運用。

- **必要的時候跟服務人員要不易摔碎的碗或湯匙；飲料、水及湯宜裝半滿**，以減低打翻的機會。

- 陪伴行動不便的失智患者出外用餐時，另外還需**特別留意餐廳的格局**，是否有很多階梯，是否輪椅進出方便，助行器和輪椅是否能靠近餐桌，洗手間是否方便等。

# 日常生活障礙的照護方式

　　在一般原則之外，照護者可能會遇到一些患者的生活障礙，到了中晚期，情況可能會愈趨嚴重。失智者的日常生活障礙不脫飲食、排泄、穿衣、洗澡、睡眠幾項，以下是針對這些問題的建議處理方式。

## 飲食

　　午餐才剛過一小時，羅奶奶又嚷著肚子餓、想吃飯，還說她從起床後就沒吃過東西，抱怨媳婦不給她東西吃。但事實上，羅奶奶除了早餐、午餐之外，在早餐後也吃了點心，但她最近就是這樣，總是吵著要吃東西。如果不給她吃東西，她還會生氣、罵人，甚至到處跟別人抱怨。但為了她的健康著想，不能無限制地供應食物給她，讓家屬很傷腦筋。

## ◎照護原則

- 準備失智者喜愛的食物，依其喜愛的方式及口味烹調。
- 選擇適合咀嚼及吞嚥的食物，必要時將食物切成小塊並煮到軟爛以利吞嚥。
- 食物溫度要適中，不要太冰或太燙。

- 盡量讓患者在固定的時間、地點、同一位置用餐。
- 用餐環境應舒適,光線充足、環境安靜,不要有吵雜的音樂或噪音,但可播放長者喜愛的音樂。
- 簡化餐具, 並準備易持、易用的餐具,例如以湯匙代替筷子。
- 定期檢查冰箱,丟棄過期或不新鮮的食物,以免患者誤食。
- 食物不要全部擺在隨手可得之處,以免患者吃下過多。

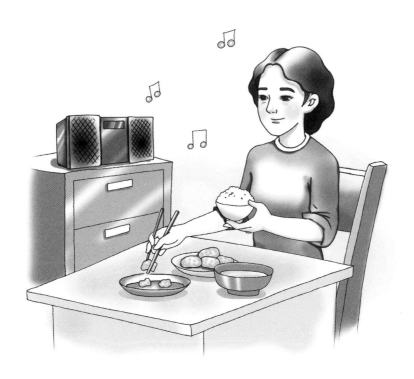

用餐時放點患者喜歡的歌曲或音樂,
有助於患者愉快地進食。

## 常見飲食障礙照護方式

| 常見問題 | 可能原因 | 建議照護方式 |
|---|---|---|
| 吃完還想再吃 | 忘了已經吃過東西、飢餓與飽足感的異常 | • 可提醒他肚子還是飽的。<br>• 飯後記錄打勾。<br>• 給予易使肚子有飽足感的食物，如蘋果等。<br>• 兩餐間可給予患者少量的水果、餅乾或低熱量、高纖維的食物。<br>• 採少量多餐的方式。<br>• 安排活動以轉移其注意力。 |
| 拒絕吃東西 | 情緒不佳、憂鬱 | • 營造愉快的用餐環境，例如讓他聽喜歡的音樂或老歌。<br>• 給患者吃他愛吃的東西。<br>• 用餐規律化，盡量安排在同時間、同位置、同方式，菜色及餐具以簡單為原則。<br>• 帶患者看醫生，以藥物治療憂鬱症。 |
| | 肚子不太餓 | • 少量多餐，正餐吃七八分飽即可，餓了再給予小點心。<br>• 活動量太少，且多安排活動或戶外散步。 |
| | 食物溫度太燙或太冰 | • 注意食物的溫度。 |
| | 牙疼、口腔潰瘍 | • 注意口腔的清潔，以免口腔感染。刷牙時依步驟示範。必要時至牙科檢查。（請參考〈失智症牙科的治療與照護〉一文。） |
| | 不會使用叉子或刀叉 | • 準備易持易握的餐具。<br>• 將食物切小塊方便患者挾取或用手拿。 |

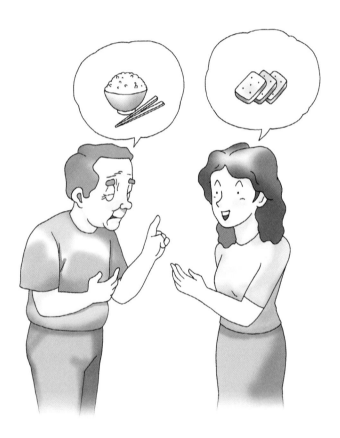

有些患者會不斷地要求要吃飯，此時家屬可以提
供他一些低糖、低熱量、高纖的餅乾等，以免吃
太飽，且不要一直跟他強調他吃過飯了。
另安排活動讓長者投入活動中。

## 常見飲食障礙照護方式

| 常見問題 | 可能原因 | 建議照護方式 |
|---|---|---|
| 拒絕吃東西 | 便秘腹脹、腸胃不適 | • 便秘時應攝取足夠的水分及纖維質。<br>• 適時就醫診治。 |
| | 活動量減少 | • 增加活動量，例如每天去公園散步、菜市場買菜、逛大賣場等。 |
| 吞嚥困難、容易嗆到（尤其是流動速度較快的液體，如清湯、飲料等） | 常見於血管性失智症，因多重性腦中風造成腦幹或大腦—腦幹吞嚥機轉障礙；亦見於各型失智症末期。 | • 將食物切成小塊並煮軟以方便患者進食。<br>• 若仍有困難可改變食物質料，如加入馬鈴薯泥、麥片、澱粉類來勾芡。<br>• 可經食物處理機打碎後加入增稠劑（如「快凝寶」或「輕鬆吞」等）變成泥狀，以利吞嚥避免嗆到。<br>• 可用果凍類（茶凍、仙草、愛玉等）來補充水分；但要避免食用含蒟蒻之果凍。<br>• 避免流質與固體同時吃，如珍珠奶茶，宜將珍珠粉圓分別吃。 |
| 食物含在口中，久久不吞下 | 常見於各型失智症末期。 | • 用言語提醒、輕觸病患嘴角或出示空湯匙來協助提醒咀嚼、吞嚥。<br>• 若超過 5 分鐘，則將病患口內食物挖出，待病患清醒程度較好、或因飢餓進食動機較強時再予以餵食。 |
| 營養不良、脫水、電解質鹽分不均衡、體重下降、容易感染 | 吞嚥困難處理無效造成熱量、水分攝取不足。 | • 短時間放置鼻胃管，長時間進行經皮內視鏡胃造瘻以胃管進食與補充水分及電解質。但是研究顯示，對末期失智症患者長期使用管餵飲食，無法降低其吸入性肺炎的發生率，也無法顯著延長壽命，而且剝奪了經口進食的樂趣。 |

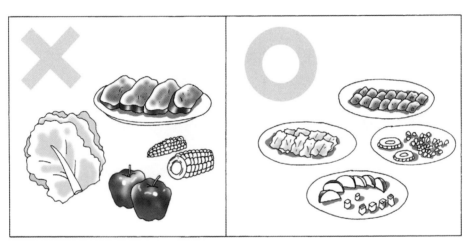

為了方便患者進食，食物應煮得軟一些，並切成小塊。

# 排泄

田小姐這幾天起床後，常在客廳垃圾桶裡面及旁邊發現尿液。原來是半夜公公尿急，下床後找不到廁所，於是「就近」在垃圾桶旁解決。後來田小姐便在公公房間裡放置了馬桶椅，以方便他半夜解尿。

## ◎照護原則

- 廁所外應有明顯文字或圖片標示，讓患者容易找到。
- 夜裡使用夜燈，使患者看到廁所方向。
- 前往廁所的通道應暢通，讓患者容易到達。
- 辨識患者的尿意訊號，或定時帶他上廁所（白天約1～2小時）。
- 讓他攝取足夠水分及纖維質，以免便秘。

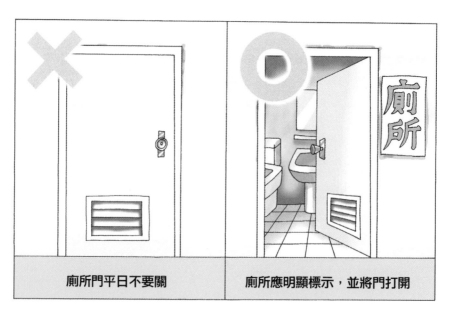

| 廁所門平日不要關 | 廁所應明顯標示，並將門打開 |

家中的廁所應有明顯的標示，最好將門打開讓患者容易看到，此外，通往廁所的通道應暢通，避免堆積雜物。

# 常見排泄障礙照護方式

| 常見問題 | 可能原因 | 建議照護方式 |
|---|---|---|
| 尿尿或解便在褲子上、到處大小便 | 找不到廁所 | • 用鮮明圖片標示廁所位置。<br>• 馬桶顏色與牆面及地板顏色形成對比，以利看清楚馬桶、對準目標。<br>• 晚間限制喝水量，準備馬桶椅於床旁或廁所開燈，方便長輩半夜解尿。 |
| | 不知應到廁所解決 | • 定時帶患者上廁所（白天約1～2小時）。<br>• 預測患者的需要。<br>• 辨認患者的尿意訊號（如拉扯褲子）。 |
| | 來不及或不會脫褲子 | • 選擇易穿脫的褲子。 |
| | 不知如何表達需要 | • 辨認患者的尿意訊號（如拉扯褲子）。 |
| | 對尿意或便意感不知如何反應 | • 定時帶患者上廁所。<br>• 預測患者的需要。 |
| | 大小便失禁 | • 定時上廁所。<br>• 使用成人紙尿褲（但切記千萬不要對患者說出「尿褲」的字眼，而要告訴他這是進口的、最新型的「衛生褲」）。 |
| 玩排泄物 | 不知如何善後、對排泄物好奇 | • 不要責罵、羞辱患者。清潔完畢後轉移他的注意力，讓病患從事其他的事。 |
| 長時間便秘 | 藥物影響、活動過少 | • 攝取足夠水分及纖維質、每天固定活動身體以利排便。<br>• 記錄排便情形，長時間未解尿或排便時，注意有無便秘或尿路感染問題。 |

# 穿衣

　　一天下午林先生告訴失智的父親說要帶他去散步，父親很高興，便自己進房間換衣服。過了半個鐘頭，父親終於換好衣服出來了，但是卻同時穿了三件襯衫在身上。

## ◎照護原則

- 選擇透氣舒適材質，不須講求華麗。
- 實穿、易穿最重要，最好是可直接套上去的款式。
- 幫患者依穿衣順序把衣服排列好，以便他能自行穿上。
- 勿給予太多的衣著選擇，應盡量簡化，並收起非當季衣物。
- 在旁邊給予指引，協助他順利穿衣。

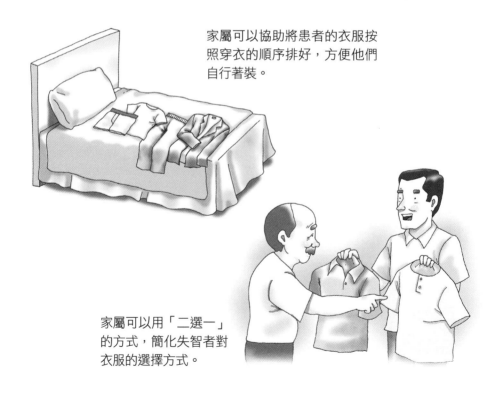

家屬可以協助將患者的衣服按照穿衣的順序排好，方便他們自行著裝。

家屬可以用「二選一」的方式，簡化失智者對衣服的選擇方式。

## 常見穿衣障礙照護方式

| 常見問題 | 可能原因 | 建議照護方式 |
|---|---|---|
| 穿錯衣服 | 不知穿衣順序 | • 患者若可以自己穿，則可以幫他按穿衣順序將衣服排好。 |
| 不適合氣候場合 | 不知如何選擇 | • 給予簡單的選擇，例如二選一。<br>• 注意天氣改變，協助增減衣物。 |
| 無法穿整齊 | • 不知如何扣鈕釦或拉拉鍊<br>• 動作不靈活 | • 將衣服簡單化：鬆緊帶、粘貼式、方便穿脫、少鈕釦。 |
| 拒絕更衣 | 只喜歡某些衣服 | • 患者喜歡穿的衣服，同樣式、花色多準備幾套。 |

**褲子以鬆緊帶、衣服和鞋子以可以直接套上為佳**

**不宜有拉鍊、皮帶、鈕扣、鞋帶等款式**

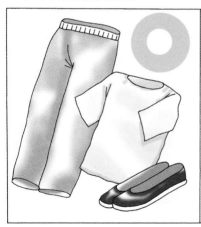 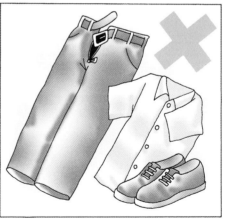

失智患者的衣著要以舒適、輕鬆、樣式簡單、易穿脫為原則。

# 洗澡

　　自從阿公患了失智症之後，幫阿公洗澡成了一件家中的大事。因為阿公吃東西時常不小心灑在身上，有時也會因為想小便卻找不到廁所而尿在褲子上，但阿公卻不喜歡洗澡，每次洗澡都要全家出動，用半哄半騙的方式才能完成。

## ◎照護原則

- 安排充足的時間進行洗澡，不要太急、太趕。
- 營造舒適、安全的洗澡環境，去除令患者不安或害怕的物品。
- 水溫應適中（攝氏３５～３７度），不可太冷或太燙。
- 注重患者的隱私，協助患者洗澡時動作應溫和。
- 冬天在安全前提下，以暖爐將浴室溫度提高，以利順利協助患者洗澡。

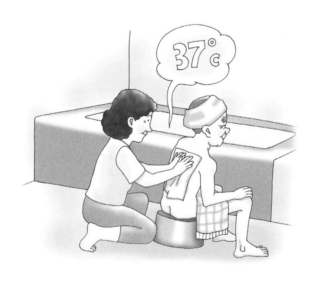

協助失智患者洗澡時，水溫控制在攝氏 35 ～ 37 度，並要注意患者的隱私。

# 常見洗澡障礙照護方式

| 常見問題 | 可能原因 | 建議照護方式 |
|---|---|---|
| 拒絕洗澡 | 患者不了解洗澡的意思、目的和方法 | • 依照病患過去的洗澡習慣來進行，例如固定的洗澡時間及方式。<br>• 讓患者自己在日曆上作記號，幫助記得上回洗澡時間，當他拒洗時帶他看。<br>• 依狀況彈性調整方式：可坐著洗、站著洗、可在浴室洗、可在房間擦澡、可分段洗（上廁所時洗下半身、心情好時洗上半身）、不必天天洗。<br>• 完成時立即給他鼓勵，例如稱讚他看起來年輕、皮膚美麗、很帥、香噴噴等。 |
| | 心情不好不想洗 | • 選擇在病患心情好的時間讓他去洗澡（或幫他洗澡），或評估最適合洗澡的時間（例如陽光較充足，浴室光線較好，或氣溫較溫暖時）。<br>• 洗澡時幫病患準備他喜歡的物品，如會噴水的鴨子、水槍，或播放他喜愛的音樂。<br>• 提供誘因，如患者喜歡出門，可答應他在洗完澡後帶他出去走走。<br>• 拒洗時暫時順著他，轉移他的注意，待會兒再試。 |
| | 可能曾在浴室摔倒，因而對浴室環境產生恐懼 | • 營造安全的環境，例如在地面及浴盆底設好止滑設施、在牆上安裝扶手。 |
| | 對浴室內的物品或擺設感到害怕，例如害怕水龍頭、不喜歡浴室內的霧氣等 | • 遮蓋鏡子（如果長輩害怕鏡子）、準備好洗澡水和衣物、明亮光線（減少錯覺產生）。 |

日常生活障礙的照護方式

## 常見洗澡障礙照護方式

| 常見問題 | 可能原因 | 建議照護方式 |
|---|---|---|
| 拒絕洗澡 | 覺得浴室內很冷、覺得水流聲很吵 | • 預先營造舒適的洗澡環境，例如在天氣冷時先使用安全暖爐使浴室內溫暖、事先放好洗澡水。 |
| | 想保有個人隱私，不願別人協助 | • 給長輩簡單的選擇機會，讓他覺得可控制，例如先洗臉或先洗背、先穿褲子或上衣。<br>• 重視病患隱私與舒適，協助時動作應溫和，可給予大浴巾包裹身體，或在背後協助以減少尷尬。<br>• 夫妻可考慮一起洗澡或偶爾去泡溫泉。 |
| | 洗完覺得皮膚會癢、不舒服 | • 避免熱水的溫度太高，減少使用肥皂以免皮膚乾燥。<br>• 注意皮膚保養，洗後可擦乳液或凡士林。 |
| 洗不乾淨 | 動作不靈活，時間不夠 | • 給病患和自己充裕的時間，慢慢來，例如允許自己用一個早上的時間準備、進行、收拾。 |
| | 不知洗澡順序 | • 溫和地給予引導，一個指示一個動作，做不好沒關係，並適時給予協助；多鼓勵、少責備、少催促。 |
| 洗澡時間太長 | 不知洗澡順序，在浴室呆坐 | • 溫和地給予引導，一個指示一個動作，並適時給予協助。 |
| | 顧著玩或被浴室其他東西吸引 | • 溫和地給予引導，並適時給予協助。 |

# 睡眠

　　失智症患者的睡眠障礙隨著他們認知及生活功能的衰退而加重。失智患者夜間醒著的時間變長、醒來次數增加，且其深度睡眠與快速動眼期睡眠時間變短，造成日夜顛倒、睡醒時間破碎化，白天打瞌睡次數變多、累積時間變長，但其中大部分都是屬於效率不高的淺眠。

## ◎照護原則

- 安排規律的作息，包括起床、入睡、進食、沐浴、運動。增加日間的環境刺激量，包括照明、聲響、言語、肢體接觸、感官與活動的刺激。
- 反之，夜間的活動量與刺激量要逐漸下降，建立睡前儀式，如睡覺前刷牙、換睡衣、上廁所、聽老歌或熟悉的音樂等。
- 白天需要增加戶外活動時間，至少能有一小時以上在陽光下的活動。若患者經常很早入睡，有睡眠時相提早的現象，則可以多晒黃昏的太陽。反之若患者每天很晚才能入睡，有睡眠時相延遲的現象，則可多晒晨間的太陽，幫助調節生理時鐘。

## 常見睡眠障礙照護方式

| 常見問題 | 可能原因 | 建議照護方式 |
|---|---|---|
| 夜間活動<br>夜間躁動 | 患者因焦慮、憂鬱或幻覺、妄想等精神行為症狀，而入睡困難。 | • 先排除患者因身體或腦部疾病產生精神行為症狀，並針對疾病或症狀予以藥物治療。但須小心藥物副作用。 |
| | 夜間頻尿 | • 減少晚飯後的水分攝取，並使用紙尿褲。 |
| 白天嗜睡<br>日間過眠 | 日夜節奏異常、白天睡眠或臥床時間太長。 | • 規律作息、增加日間的環境刺激量與活動量。 |
| | 因夜間躁動或有週期性肢體運動症、睡眠呼吸中止症等影響睡眠品質的睡眠障礙。 | • 針對睡眠障礙個別解決，如有睡眠呼吸中止症，可以嘗試側睡或使用陽壓呼吸器（睡眠呼吸中止症的病人在睡覺時，只要把「陽壓呼吸器」罩在鼻子上，呼吸器就會把氣流送到喉嚨，使病人呼吸順暢。） |
| 日夜顛倒<br>睡眠時間破碎化 | 掌管人類生物時鐘的視丘下核退化，褪黑激素分泌量下降。 | • 規律作息、增加日間的環境刺激與活動量。<br>• 適量、適時使用褪黑激素，利用亮光療法。 |

## 了解失智症照護的共通性及個別差異性

失智症照護的問題有它的共通性，也有因患者、照護者不同而產生的個別差異性。照護的範疇應該包括患者及家屬，尤其是主要照護者。隨著病程的惡化，不同的失智症嚴重度分期有個別的照護重點，並非輕度的患者就容易照顧。而且不同的失智症有其問題特色，照護方法也需隨之調整改變。

1. 不同期別，不同的照護重點

- **失智症早期的照護原則**，是盡量發揮患者仍保有的能力，在安全原則下盡量維持其個人尊嚴與功能的獨立性，運用藥物與非藥物的方法延緩功能的退化。在家屬和照護者方面要努力了解失智症相關訊息以及學習照護技巧，參加照護者支持、學習團體，認識並會應用社會福利資源。

- **在失智症中期時患者功能更加退化，精神行為症狀最為明顯**。家屬最要緊的是學習避免與患者間不必要的衝突，在輕鬆省力的原則下完成照護工作。同時進一步學習自我照顧與調適，尋求家人之間的情緒疏通、壓力分享與照護分工。

- **到了重度時期，照護的重點反而是在生活照顧**，照顧營養、排泄等基本生理需求，避免褥瘡、尿道感染、吸入性肺炎與跌跤導致骨折或頭部外傷之併發症。

訂定合理的照顧目標，家人一起討論釐清是留在家裡、還是入住機構才是最佳化的照顧。心情上應了解放手不等於放棄，既然已經陪伴走過，就要有功德圓滿、功成身退的心理準備。

**2. 不同種類，不同的照護技巧**

- 而不同種類的失智症有其問題特色，需要調整照護方法。**阿茲海默型失智症**的患者以事件記憶障礙為症狀，重複問問題、找尋東西。強烈依賴單一照護者，對事件預期焦慮。特別需要注意記憶輔助，安排日間活動以及提供喘息照護給予主要照護者。

- 對**血管性失智症**患者而言，妄想、幻覺、語言暴力、攻擊行為都較明顯常見，憂鬱比例也比較高；步履障礙、平衡失調容易跌倒，吞嚥困難容易嗆到。特別要注意其行動與環境的安全性，調製容易吞嚥的飲食，多給患者情緒支持。

- **額顳葉型失智症**的額葉症狀則以衝動抑制障礙、活動障礙為主，需安排遊走空間；顳葉障礙的症狀則以語言的表達或理解障礙為特徵，協助他們溝通是照護重點。該型患者在發病早期外表正常，容易被延誤診斷、因而背負法律責任或容易遭到詐騙。

- **路易氏體型失智症**容易無預警跌倒、對抗精神藥物產生敏感性。容易發生強烈且持續之視幻覺或聽幻覺。可能發生繼發妄想、語言暴力與攻擊行為。環境刺激量的控制需特別加強，也需學會應付週期性的意識狀態的起伏。

- **巴金森失智症**，因需使用多巴胺類藥物容易引起幻覺、妄想之精神症狀，也會對抗精神藥物有敏感性，需小心注意藥物之調整。在維持適當運動功能與生活品質的情況下，減少多巴胺類藥物的劑量。

總之失智症的照護要做得好，除了必須照顧好患者，也要照顧好照護者本身。必須隨著不同階段的失智症調整照護的重點，且對於不同種類的失智症需要採取不同的照護策略。

# 居家環境安排

　　失智者由於認知功能的退化，越來越無法照顧自己，身為照顧者必須依失智者在行為與身體功能上的變化，適度調整照顧方式。在居家環境安排方面，照顧者與家人應特別留意安全方面的考量，以防止意外的發生。

　　除此之外，若居家環境安排能提供失智者功能的代償、適度的刺激與活動空間，讓失智者在居家環境中能感到自在與安定，將失智者仍存有的功能發揮到最大，降低依賴性，就可進一步減少問題行為的發生，提升照護品質。

　　居家環境設計的原則如下：

## 1. 熟悉的環境

　　失智者在愈熟悉的地方，其獨立功能愈高。據經驗，當改變環境時，失智者的生活功能會明顯下降，且需要比一般人更長的時間才能適應。熟悉的家俱、熟悉的空間規劃，都有利於失智者的情緒及病情穩定，因此，如果要將失智者接到新環境居住，可以視情況將患者的舊家俱及物品搬到新環境，或將他的房間佈置得與之前一樣。

## 2. 支持性的環境

應了解失智者認知功能的障礙，並經由環境細心安排支持其功能的執行。例如失智者常發生找不到廁所，造成尿溼褲子的窘狀，我們便可用各種方式幫助他們隨時無困難地找到廁所（請見下文「浴廁環境安排」）。貼心的安排能幫助失智者維持生活功能，同時提升自尊及生活品質。

此外，可在失智長者經常往來的空間，提供具有人、時、地定向感的指示，如清楚且字體大的日曆、家人照片、大時鐘、可看見戶外景觀之窗戶等，讓失智者容易理解當下的時空環境。

## 3. 安全的環境

我們很難預測失智者會出什麼意外狀況，若能「未雨綢繆」留意住家的安全，將有助於減少意外發生。安全、無障礙的環境可令失智者覺得比較自在，同時比較願意自由移動。善加利用鎖具、偵測器、照明等，都可讓環境較安全。

## 4. 適度刺激的環境

失智者自發性較低，需要在環境中提供適度刺激，以增加其活動度及生活參與度。如可在家中播放老歌，讓失智者可跟著哼唱，或在牆上貼著老照片及海報，讓失智者隨時觀賞回味，可增進患者的愉悅情緒。

## 5. 量身訂作的環境

依據失智者的過去背景、認知及身體功能的改變，適時將環境作一些調整，將有助於降低照顧壓力及意外的發生。例如患者

以前喜歡看電影，則家屬可以盡量買一些懷舊的電影海報貼在牆上；或者患者本身的職業是個軍人，則可以在家中放一些徽章、軍中照片……，但仍須觀察患者的反應再做適當調整。

## 客廳的環境

- 確保室內光源足夠，但勿太刺眼反光。屋內亮度應一致，避免差距太大。
- 牆壁和地面避免採用複雜或令人眼花撩亂的圖樣。
- 避免使用玻璃門或落地窗，以免讓失智者誤認為是一個開著的門而誤闖，或加上單純圖案之玻璃貼紙以利區分。
- 將家中物品擺放整齊，家具必須穩固，將尖銳角以防護條包起來，移除阻礙行走的茶几、小椅子，將走道淨空，並移除地上的小塊地布或地毯。

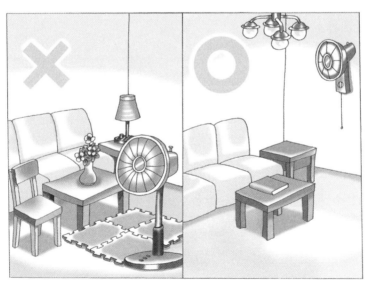

客廳的環境應簡單，移除電線、小塊地墊、多餘的椅子等會絆倒患者的東西，桌上也不要擺有易碎的裝飾品。

居家環境安排

**185**

- 桌上不要有易倒、易碎的物品，例如桌燈、花瓶等。
- 將危險及貴重物品收納於長者看不到或拿不到的位置，必要時予以上鎖。
- 避免使用延長線，若必須使用時，應將延長線固定好，避免絆倒。所有未使用的電源插座，須用兒童安全插頭蓋住。

## 臥室的環境

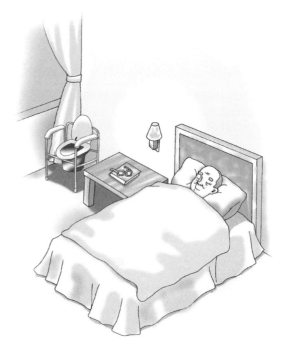

- 臥室應盡量安排在地面層，若不得已必須在樓層上，應注意窗戶、陽台等處的安全性，避免意外跌落。可在窗框加裝活動鎖，使窗戶只能打開部分，避免失智者不慎跌出窗外。
- 夜裡可使用小夜燈，特別是在通往廁所的走道上，使目標盡可能明顯易到達。

失智患者的臥房要有足夠的照明，如果有必要，可以在牆角放一個馬桶椅，以方便患者半夜起床上廁所。

- 對於上下床較不方便的失智者，可將床靠牆或將床墊放在地板上，並在床旁放置穩重的傢俱以利扶持，可避免上下床跌倒的事件。
- 使用電熱毯、電暖器等物品時要避免燙傷。可採用安全性較高的電暖器。

# 廚房的環境

- 可安裝具安全開關的瓦斯爐，以及瓦斯外洩偵測器。
- 定期檢查滅火器及各式偵測器是否正常運作。
- 冰箱應隨時清理，丟棄過期及腐敗的食物。必要時冰箱可加裝安全鎖，避免失智者打開冰箱卻未關上，造成困擾，或一次吃下過多的東西。
- 尖銳的器具如菜刀、剪刀應放在有安全鎖的櫥櫃中，清潔劑也要收好。
- 滾燙的食物放在安全處，避免失智者因缺乏判斷力而燙傷。
- 地板要注意防滑，必要時可將廚房門加鎖或用屏風遮蔽，避免失智者進入。但輕度失智者尚有足夠能力時，可在家屬陪同之下，於廚房參與備餐過程。

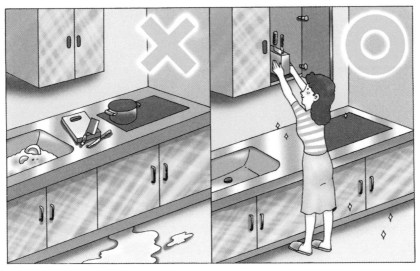

廚房流理台勿堆放食物或雜物，菜刀等利器應收納於櫃子內，地面應保持乾爽。

## 浴廁的環境

- 在廁所外貼上「廁所」兩大字，或者貼一張馬桶的圖片，另外隨時把廁所的門打開，令失智者可以容易地找到廁所。
- 保持浴室地板乾燥，或貼上止滑條，以免滑倒。
- 避免讓失智者單獨留在浴室。
- 在浴缸或淋浴間貼上止滑條，在浴缸和馬桶座旁設置扶手，且扶手顏色應和牆壁成對比，使其明顯易見。
- 使用冷、熱水合一的水龍頭，同時將熱水調整在適當溫度，避免燙傷，使用定溫水龍頭最為理想。
- 使用夜燈，讓失智者晚上容易找到廁所。

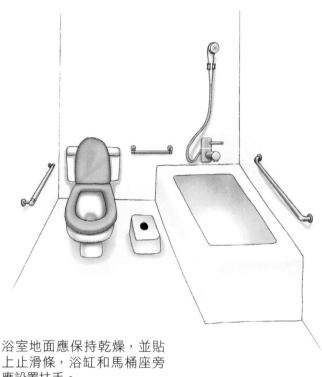

浴室地面應保持乾燥，並貼上止滑條，浴缸和馬桶座旁應設置扶手。

# 出入口的環境

- 避免使用小地毯，以防失智者跌倒。
- 出入口可使用粗質的止滑板或貼上止滑條，避免滑倒。
- 避免堆積雜物，以營造無障礙的出入通道。
- 住家入口應容易辨識，如標示姓名或放上失智者熟悉的裝飾。
- 對於有走失之虞的失智者，可以用屏風或大型掛圖、壁畫、海報將門口遮起來，讓失智者不容易找到出口，避免失智者在家人不注意時自行出門。
- 門口可安裝需要技巧才能打開的鎖，或在失智長者碰不到的高度加裝另一個門閂，避免失智者走失。
- 可加裝開門警示器，門被打開就會發出聲音（如音樂，或進出商店之招呼語）。

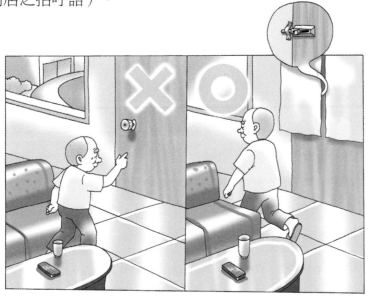

明顯的大門或出入口，會增加失智者外出的衝動。

巧妙地遮蓋大門或加裝門鎖，可降低失智老人走出門的機會。

居家環境安排

**189**

## 樓梯的環境

- 注意樓梯間的照明，避免太暗看不清階梯，或太亮造成反光。
- 階梯要注意防滑，以防患者失足滑倒。可在樓梯靠牆邊加裝扶手、每階梯貼上明顯的止滑條。
- 樓梯間勿堆積雜物，以利失智者通行。

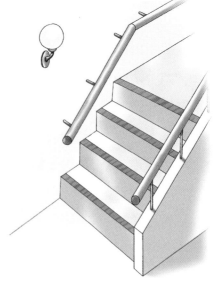

樓梯應有防滑條，牆上應設置扶手，且防滑條及扶手的顏色要明顯，使其與樓梯及牆壁易區隔。

## 庭院的環境

- 庭院植物應不具毒性，也不要帶刺，避免失智者誤食或受傷。
- 使用和庭院綠化相稱的圍牆或籬笆，避免失智長者直接看到戶外而有想往外走的衝動。
- 庭院可設置迴路供失智者遊走，沿路可設置吸引其興趣的物品及可供休息的桌椅。
- 種植失智者喜歡的花卉、蔬菜，或畜養家畜、寵物，可和失智者一同照顧這些花草動物，增加其活動及功能，同時亦可促進失智者與照護者之間的關係。

因為每位失智者之失智程度、主要症狀及生活習慣不盡相同，且隨著病程發展，需要持續評估及調整。必要時，可尋求專業人員的諮詢建議。

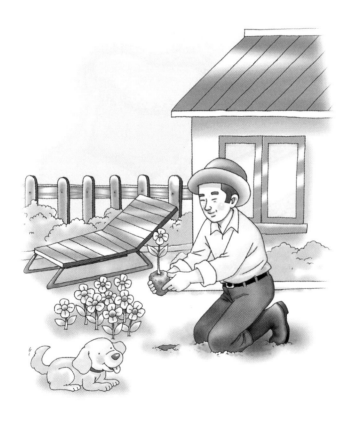

庭院種植賞心悅目的花草，可愉悅失智患者的心情，
豐富他們的生活。

# 失智者牙科的
# 治療與照護

　　擁有健康的口腔環境以及功能健全的牙齒，有助於失智症患者順利進行咀嚼、吞嚥等動作，進而維持患者的消化道健康，患者也能獲得應有的營養。再者，患者一旦口腔不適（齲齒疼痛、感染、牙周發炎、黏膜潰瘍）將很容易導致情緒不佳，惡化病情、增加照顧者照護的難度。因此，注意患者的口腔衛生，定期檢查牙齒，若有發現問題盡快處理，是非常重要的。以下是開始進行失智症患者牙科治療照護時一些值得注意的要點：

## 透過主治醫師了解患者的診斷

　　為提供失智症患者安全舒適的牙科治療與照護，在進行治療前，最好能讓牙醫師透過患者的主治醫師了解患者的診斷（哪一類的失智症）、臨床嚴重度（包括認知功能、日常生活能力）、曾有的精神行為症狀、長期使用的藥物、預後等。

　　因為牙科治療並不是只有涉及牙齒、口腔構造而已，比如說要進行拔牙或口腔手術時，需要知道患者是否有在服用抗凝血劑及抗血小板藥物，若有，治療前需不需要停藥、怎麼停、何時開始停、停多久、什麼時候再恢復吃藥等。

由於口腔乾燥容易造成齲齒，可向醫師請教患者所服用的藥物中有哪些會造成口乾（再跟醫師討論換藥的可能性）；若屬於唾液腺本身的病變，可以經常啜飲（小口喝）溫度適宜的開水、無糖飲料，也可使用人工唾液或增加唾液分泌的藥物。

## 訂定合理的治療計劃

接著，與牙醫師討論針對患者訂定實際的治療計劃。其中需考量：

- **患者的需求**：例如是為了解決疼痛，還是為了美觀？
- **照護者的需求**：例如是否有預算的限制，抑或堅持要給患者最好的？

患者的需求有賴他們個人的表達，而家人的要求也要合理。總之透過牙科的治療除了止痛、恢復功能、增加美觀外，最主要是要預測治療後，患者的生活品質能獲得多大的改善。

## 安排令患者安心的治療環境

牙科治療環境的考量，首先要減少治療環境產生的過度刺激，盡量營造一個安靜的看診環境，例如選擇比較隱密安靜的牙科治療台，如果候診室很吵雜，則盡量選擇患者人數比較少的時段，或在接近看診時間才到達。有些醫院診所有看診 APP 可查詢看診進度，或可拜託診所牙科助理在看診開始前（依交通和患者行動能力調整出發時間）再打電話通知。

再來就是提供患者安全安心的感受，牙醫師一開始最好簡單自我介紹，並在正式開始治療步驟前用簡單的字詞、短句，慢慢的說明即將進行的操作。另外要注意，有些患者對口罩會有不安的反應，如果患者感到不安，可以讓令患者安心的家庭照護者坐在牙科治療台旁邊。此外要隨時注意患者的需求，如是否疼痛或漲尿等。

理想上，為避免患者因過於疲累而生氣，看診時間要短，儘量少於 45 分鐘，而且選擇患者精神狀態最好的時間，例如早上時段。在上治療台前，要先帶患者去上廁所，排空膀胱。

## 不同時期的牙科照護重點

在失智症不同時期牙科有一些不同的注意事項與照護重點分述如下：

### 失智症早期的牙科照護

在失智症早期的牙科治療，大部分的贗復或重建的牙科技術只需做輕微調整，多數患者在這個階段都還可以跟牙醫師討論牙科疼痛的問題，牙醫師在詢問時，要注意問題要包裝在「此時此地」的框架，而且答案限制在「是」或「不是」，可以使用暗示性的提問技巧，必要時可用相同字句（短句）來重複發問。

而所謂「此時此地」，舉例來說，牙醫師會用敲擊或噴水、噴氣的方式查看疼痛敏感的牙齒，同時問「這裡痛不痛」。

失智症輕度時期的重點在於教育照護者如何預防患者的牙科疾病，例如學習正確使用牙刷（若患者能接受，電動牙刷也是個選擇）、牙線或牙尖刷來潔牙，必要的時候可以使用牙刷或海棉棒沾漱口水（含方氯己定、洗必泰 chlorhexidine）來清潔口腔，間接可以減少有吞嚥困難、咳嗽反射不佳病人吸入性肺炎的發生。

## 失智中期的牙科照護

到了失智症中期，通常身體還好但可能已嚴重喪失認知功能，無法正確指出哪一顆牙導致疼痛，而需要牙醫師多花一點時間診察。患者可能會因為極度不舒服而辱罵或試圖咬牙醫師及助理，此時牙醫師會使用張口器以順利完成治療。

進行洗牙時，有些病患無法接受超音波洗牙機的噪音、噴水或有吸入性肺炎的高危險性時，宜用手刮除牙結石治療。

至於假牙的贗復方面，原則上以舊有假牙的重墊底（relining）和修復為主，目標不會放在較不實際的重建新假牙。假牙最好能標上患者的姓名，以免遺失或誤戴。

## 失智末期的牙科照護

至於到了失智症末期，患者已無法溝通新近發生的牙痛所帶來的痛苦，也無法在大多數的治療中配合，因此有賴家屬及照護者平日的觀察。觀察重點以新近發生的行為及表情的變化為主，例如躁動不安，持續性的搓嘴、臉，或者做鬼臉的行為頻率增加，也可能發出悲啼、呻吟、高聲尖叫。而若患者在刷牙或吃較硬、較冷的食物時會拒食及不肯打開嘴巴（防衛嘴巴），也有可能是有了口腔問題，應即早安排看牙醫。

失智症末期的牙科治療目標以消除疼痛或感染為主，必要時甚至會進行全口拔牙（例如當全部牙齒只餘殘根，成為疼痛或感染發炎的來源時）。

總之，在確立失智症診斷後，要記得健康的口腔環境以及功能健全的牙齒對於將來失智症照護，是否能事半功倍是很重要的因素。在至牙科檢查後，若評估患者有全口贗復（製作假牙）的需求，最好在失智症極早期或輕度的時候便能完成，此時絕大部分的治療都可以在患者原本家庭所熟悉的牙科診所完成，否則到了中重度之後，可能就要借助「特殊需求者牙科」（註）的幫忙了。

**註：**特殊需求者牙科：在牙科治療領域裡面，有別於一般人因為身體心理疾病或社會行為因素，無法接受一般牙科治療的，我們稱為特殊需求者。譬如老年人身心障礙者（包括失智症、智能不足、自閉症、精神疾病等等）小朋友、或是有全身疾病的病人，這些對象皆納入特殊需求者的範圍。「特殊需求者牙科」有先進的設備，由專業醫療團隊評估患者的狀況，給予適當的治療方式。部分醫院並有到宅牙醫醫療團隊，針對行動不便、臥床的患者，可攜帶特殊的牙科設備，至患者家中進行口腔照顧與治療。

# 設置有特殊需求者牙科的醫院
（資料來源：衛生福利部特殊需求者牙科網頁）

臺北市
- 國立臺灣大學醫學院附設醫院
- 臺北醫學大學附設醫院
- 臺北市立聯合醫院

新北市
- 衛生福利部雙和醫院
- 醫療財團法人徐元智先生醫藥基金會亞東紀念醫院
- 佛教慈濟醫療財團法人台北慈濟醫院
- 天主教耕莘醫療財團法人耕莘醫院

桃園市
- 衛生福利部桃園醫院
- 長庚醫療財團法人林口長庚紀念醫院

新竹市
- 國立臺灣大學醫學院附設醫院新竹分院

臺中市
- 中山醫學大學附設醫院
- 衛生福利部豐原醫院
- 中國醫藥大學附設醫院
- 童綜合醫療社團法人童綜合醫院

彰化市
- 秀傳醫療社團法人秀傳紀念醫院

南投縣
- 竹山秀傳醫院

雲林縣
- 國立臺灣大學醫學院附設醫院雲林分院

嘉義市
- 戴德森醫療財團法人嘉義基督教醫院

台南市
- 國立成功大學醫學院附設醫院

高雄市
- 財團法人私立高雄醫學大學附設中和紀念醫院
- 高雄市立大同醫院
- 義大醫療財團法人義大醫院
- 高雄榮民總醫院

屏東市
- 安泰醫療社團法人安泰醫院
- 屏基醫療財團法人屏東基督教醫院

宜蘭市
- 國立陽明大學附設醫院

花蓮市
- 臺灣基督教門諾會醫療財團法人門諾醫院

臺東市
- 台灣基督長老教會馬偕醫療財團法人台東馬偕紀念醫院

連江縣
- 連江縣立醫院

# 失智者的風險管理

　　某些時候為了失智症患者的安全，必須限制他們的某些行為或活動。最常見的是交通工具的使用及法律上的問題。

## 開車或使用交通工具

　　開車、騎車的能力主要是來自於程序及操作上的記憶，所以以阿茲海默型失智患者來說，即使到了中及中後期，還是能靠直覺及程序記憶來發動、行駛車輛。但為什麼我們還要限制患者開車或騎車呢？主要還是安全上的考量。

　　讓失智症患者操作車輛的危險性來自幾個方面：

### 1. 空間定向困難

　　阿茲海默症患者在早期就常出現空間定向的困難，他們可能會迷路，萬一車子一開遠離了自己熟悉的地方，可能就會回不了家。在美國就曾發生一個失智患者開著車過了一個州，卻不知該怎麼辦，只好一直往前開、直到沒油為止的案例。

### 2. 對車速控制失當

　　包括開（騎）太快、超速，因而發生危險，或開（騎）太慢，

尤其是突然變慢，造成後方車輛的追撞。

## 3. 無法判斷交通標誌所代表的意義

在車速快的狀況之下，要做立即的判斷，對一個失智症患者而言是十分困難的，患者可能在輕中度時，就發生闖紅燈、誤入逆向單行道，或騎單車或輕型機車上快速道路等狀況。

## 4. 失去臨場判斷的能力或能力降低

因為駕駛人在開（騎）車時靠的不僅止是交通號誌的指示，還有臨場的判斷力，例如適當的減速、變換車道，或在轉彎、圓環處的車輛行進優先順序等，患者在這些判斷上都會有問題，容易發生車禍。要何時開始限制患者開車或騎車，也沒有一個確定的答案，要視每個患者的情況及生活環境不同而定。

有位在加拿大的患者，雖然已有輕度失智症，但還是可以每天送自己的小孫子上下學。因為在加拿大的郊區，車不多、路又直，相對之下較安全，而因為案例中的患者知道自己患有失智症，因此他會很小心，每天都走同一條路，不會離開自己熟悉的環境。

如果我們從另一方面來看，假設開車是患者生活上所必需，那麼讓他保有一定的生活能力，是一件很好的事。但我們又不能不考量他及他人的安全問題，因為就算患者本身嚴守「規則」，但仍可能因為患者今天身體狀況不好，例如感冒、發燒、尿道感染、咳嗽，使得智力、判斷力等各方面能力下降；或因天候的不同，例如下大雨、陰天時所看到的街景及道路，可能會與晴天時

所看到的感受有所差異。這也就是為何我們在前文提到，要決定何時開始不讓失智症患者自己開車或騎車，是很難的。另外，有些患者在各方面的能力可能是慢慢退化的，若照護者的警覺性下降，沒有發覺患者的改變，又讓他開車或騎車出去，就有可能發生危險。

話說回來，我們倒是可以注意一點，就是讓患者開車時，要有手機可以聯絡，或要確定患者沒有語言方面的障礙，以致於即使迷路，還可以藉著詢問別人而安全抵達家門。

蘇太太以往要上市場買菜或採買日用品，一向都是由先生騎機車載她去，因為她既不會開車、也不會騎車，家住南部鄉間，離鎮上有一段距離，住家附近又沒有公車經過，所以先生一直以來都是她最好的司機。後來先生患了失智症，雖然已到了中度階段，但騎車的技能還是維持得很好。

為了能在外出辦事或買東西時同時也照顧到先生，蘇太太於是讓先生騎車載她外出，由於先生不認得路，所以她就在後座當「後座駕駛」，指導先生該騎往哪個方向，配合得相當好。

不過蘇太太也說，偶爾還是會有驚險畫面出現，例如有一次交通號誌由黃燈變為紅燈，她在後座大叫：「停車！停車！」但先生來不及反應，還是衝過了紅燈。因此還是要非常小心。

如果希望患者不開車，需要一點技巧。因為駕駛能力對很多人而言，一方面可得到自我肯定，另一方面則是生活所必需，當一個人的這些能力被剝奪，往往家人與患者雙方都會產生很大的挫折感。所以在此時，除了要考慮到患者的感受之外，還需要一個比較確定且一致的態度。舉例來說，雖然失智症患者在天氣好

時可以把開車這件事做得比較好，但照護者最好不要「今天天氣好讓他開、明天天氣不好不讓他開」，因為搖擺、反覆的做法，往往會成為與患者衝突的引爆點。

如果患者不能接受不可開車或騎車的限制，則可以有幾種做法：

## 1. 透過醫師等專業人員來說明

藉由這些人的權威性，提醒他們開（騎）車的危險，也可考慮請警察協助。

## 2. 把鑰匙換掉

一些從年輕就開始開車或騎車的人，往往把開車或騎車視為一種重要的「能力」，為了保有他們的尊嚴，家屬可以讓他們繼續擁有車子的鑰匙。萬一擔心患者真的會把車開（騎）走，家屬可以把鑰匙換掉，讓他們認為：「我有車、能開（騎）車，只是不開（騎）而已。」讓患者有台階下。

## 3. 把車藏起來

萬一這樣還行不通，則可以利用患者記性差的特性，把他們的車藏到看不見的地方。讓他們腦袋裡沒有「車」這回事，他們就不會再去找尋，也不會引起這個話題的討論。

如何處理這類問題，方法有很多，往往要碰到之後才會知道如何應對。澳洲已發展輔導失智者駕駛決策之方法，台灣也引進試用中，家屬可與台灣失智症協會洽詢。

失智者的風險管理

貼心叮嚀

## 高齡駕車管理制度

高齡者由於身體老化而造成某些身體機能改變，包括反應時間的延長、整體動作速度變慢、知覺動作表現衰退、認知方面有關注意力及辨識力的改變，以及視覺方面的改變等，都將影響安全駕駛能力。

依據內政部警政署統計，A1 類道路交通事故（指造成人員當場或 24 小時內死亡）之死亡人數以高年齡層之人數較多，為了維護高齡駕駛人自身及其他用路人安全，交通部自民國 102 年起著手研議評估高齡駕駛人的管理制度，除請外交部駐外單位協助蒐集各國高齡駕駛人駕照管理規定，參考日本認知功能測驗作法，委託臺灣精神醫學會研究及規劃認知功能測驗制度。

經過 3 年的研討及規畫，交通部自 105 年 5 月由全國監理所站針對年滿 75 歲以上之高齡駕駛人開始試辦認知功能測驗，截至 106 年 1 月底為止，完成檢測者共計 7,943 人，通過 5,803 人，及格率為 73.06%。

在審查高齡者的駕車資格時，審查方式除了「體格檢查」要合格外，還需通過「認知功能測驗」或檢附「未患中度以上失智症證明」。認知功能測驗的 3 個程序可初步了解駕駛人下列能力：

1. **對時間及空間的正確認知能力**：由受測者回答當日的年、月、日、星期與當時所在地。計測驗 5 題，答對 4 題以上為通過測驗。

2. **近程記憶思考的能力**：讓受測者看 10 種日常生活與交通環境相關圖案，收起圖案 2 分鐘後，由受測者回答剛剛看到的圖案。答對 3 種以上為通過測驗。

3. **測試判斷力及手腦並用能力**：於測驗紙內畫出一個足夠大的圓形時鐘，將應該在時鐘內出現的數字及位置繪製完成，並於正確位置繪出指定時間之時針及分針。計有 7 項評分，得分 4 分以上為通過測驗。

以上 3 項測驗須同時合格，才算通過認知功能測驗。

若未依規定辦理審核及換照，則會依實際情況被處以罰鍰並禁止其駕駛；或被註銷駕照。

關於「高齡駕駛人駕駛執照管理制度」之詳細說明，可參考交通部公路總局「高齡駕駛人專區」。

# 財產信託及法律問題

當患者判斷力逐漸下降，但又擁有完全自主權時，很容易發生受騙上當的問題。尤其是近幾年來詐騙集團囂張橫行，就連高學歷者受騙上當的事件都時有所聞，更何況是一個判斷力不足的失智者？

在失智症患者及家屬的現實生活中，常會發生一些糾紛，這些糾紛多半與財產有關，最常見的包括：被騙以賤價出售不動產、被詐欺集團引誘而交付鉅款、成為公司／連帶保證／抵押／擔保等的人頭、被家人或親屬以偽造文書等方式將財產過戶到他人名下等，因而失去了日後的依靠。所以站在保護失智症患者的立場，我們有必要替患者考量財產信託以及法律上的問題。

有一位建築師，從年輕時就從事房子建築及銷售的業務，多年下來累積了不少財富。直到有一天，家人接到銀行打來的電話，才知道這位建築師竟然幫一個跟他買房子的客戶當保證人，讓他到銀行去貸款，後來原貸款人還不出貸款且不知去向，銀行因而轉向建築師催討，使得這位建築師蒙受很嚴重的財務損失，很多財產都被抵押了。

＊ ＊ ＊

一位老先生在退休之後，過著輕鬆愜意的日子，平常最大的休閒娛樂就是開車載著老婆去打高爾夫球。直到有一天，傳來消息說他幫人簽名作保證人，結果因此損失了一千多萬的財產。家人覺得很奇怪，經過一段時間的觀察後他們發現，老先生雖然沒

有其他功能上的障礙，但判斷力明顯降低，常會做出令人不解的決定。帶他看了醫生才知道，他已經患了失智症！

＊ ＊ ＊

林先生家中最近十分不平靜，幾個兄弟之間為了父母的財產分配問題，已經吵了好多天了。

原來是林先生的母親從教職退休後，沒幾年便患了失智症，林先生的大哥半哄半騙地，讓母親在「聲明放棄自己的退休金」的同意書上簽了名。

林先生其他的兄弟得知之後十分氣憤，於是只好找醫師協助開立證明，證明母親患有失智症已經有兩、三年的時間，因此這段期間所做的聲明或宣告一切無效。不過這樣一來一往，事情已變得棘手複雜。

為了保障失智症患者財產的權益，家屬可以協助失智症患者辦理以下業務：

## 1. 自益信託

「預立遺囑」是以安排身後財產分配以及節稅等事宜為主，相較之下，「自益信託」則顯得更為彈性。「自益信託」是將我們的財產交給信託業者──也就是銀行，請銀行來幫我們管理我們的財產。

「自益信託」最佳的辦理時機是在自己還年輕、健康時，它讓我們可以將財產照自己的意思安排，當年老、生病時，銀行的信託部門會為我們支付生活費、醫藥費等，並包含剩餘財產的安

排，例如子女財產的分配或做公益用途等。

就因為「自益信託」在委託人生前的受益者是自己，所以又稱為「養老信託」。信託內容條文及受益者分配皆可變更，為了確定銀行確實有依約定執行，所以也可設立「保護者」，這個「保護者」不是信託銀行也非受益者，而是一個擔任監督者角色的第三方。他可以是受益人的好朋友或信得過的人，負責監督銀行是否依約定執行，讓自益信託者得到利益。

自益信託的彈性很大，例如信託者可以這麼設定：「100 歲生日時，將 50 萬元捐給慈善機構」，或許這位信託者不到 100 歲即已往生，但這不影響信託的效力。信託的財產分配可以不限於下一代，即使是對未出生的人，也可以信託分配，例如可分配給孫子輩、曾孫輩、甚至下面好幾個世代，更可以明確訂定分配項目，例如生活費、教育費等的比例。受益對象也不限於人，就連寵物也是可以的。

另外，也可以把信託當成理財的方式之一，例如可以委託銀行買公債、基金、股票等，值得注意的是，銀行只負責遵照信託內容來購買所有股票或債券，並不保證賺賠。當然更可安排成退休後每個月生活費的提撥。

台灣目前關於「自益信託」制度雖不如國外健全，但已在進步中。然而因信託手續費用不低，所以令許多人怯步。另外當負責監督的保護者有私心時，這信託仍有相當的風險。

## 2. 預告登記

　　不動產所有權若登記屬於失智症患者，則可檢附相關文件，向不動產所在地之地政事務所申請辦理預告登記。在未塗銷預告登記前，登記名義人就其土地所為之處分，對於所登記之請求權有妨礙者無效。

　　也就是說，若有不肖人士詐騙失智症患者，導致失智症患者受騙，而打算移轉所有權、設定抵押權並向地政事務所提出登記申請，在詐騙者意圖處分、變更登記時，地政事務所會先通知預告登記權利人，藉此保護失智症患者的不動產權益。

## 3. 監護宣告

　　若因罹患失智症導致認知、辨識能力降低或喪失，則法院得因本人、配偶、四親等內之親屬、最近一年有同居事實之其他親屬、檢察官、主管機關或社會福利機構之聲請，為監護之宣告。

　　失智者經裁定監護宣告之後，其所有法律上之行為，例如：買賣、借款、設定抵押權、移轉所有權等，均無效。此措施相當於 2009 年前的禁治產宣告。

## 4. 輔助宣告

　　若法院對於監護之聲請，認為未達前述「監護宣告」者，則為輔助之宣告。

　　受輔助宣告之人不因受輔助宣告而喪失行為能力，只有在受輔助宣告之人為重要的法律行為時，應經輔助人同意。

## 貼心提醒

### 聲請監護宣告之流程

聲請監護宣告有一定的流程，整個流程可能需時半年，並不是立即申請就能立即完成，因此要再三提醒，在完成監護宣告之前，仍要特別留意，以免憾事在這段空窗期發生。

- **監護宣告聲請**

  提出監護宣告聲請，應備具聲請狀，提出應受監護宣告之人、聲請人、擬擔任監護人、擬擔任會同開具財產清冊人的戶籍謄本各一份，並檢附醫療院所之診斷證明書，繳納聲請費新台幣一千元。

- **鑑定**

  依家事法院指定鑑定之醫院，由聲請人或家屬協助掛號，並繳納鑑定費用，再於指定的日期，陪同應受監護宣告之人到醫院接受醫師的鑑定。

- **財產清冊**

  法院裁定為監護宣告後，對於受監護人之財產，監護人應會同法院指定之人，於二個月內開具財產清冊，並陳報法院。在財產清冊開具完成並陳報法院前，監護人對於受監護人之財產，僅得為管理上必要之行為。

## 預防身分遭盜用

失智者可能因為身分遭到冒用、盜用，使得經濟蒙受損失，其原因包括身分證件因保管不當而遺失、被竊，或被他人所騙而交付身分證件，甚至是受到詐騙集團利用而到金融機關開設帳戶、申辦信用卡或信用貸款等。

為了避免上述情形，失智者可以至財團法人金融聯合徵信中心開辦「金融註記」之業務，向金融機關申請「**不再申辦信用卡、貸款或擔任保證人**」等。完成註記申請後，若有他人意圖冒名申請，金融機關自然應負責在審核後予以拒絕。

申請辦理註記，如為受監護宣告者，由監護人代為辦理，受輔助宣告者，則經輔助人同意會同辦理，且均須檢附受輔助或監護宣告之證明文件，例如：法院裁定書正本或戶籍紀事資料。在尚未完成監護或輔助宣告前，可以先以患者本人名義提出申請。

另外若失智症患者在銀行有存款，擔心遭不當提領，家屬可以**自行或委託律師發函予存款帳戶之金融機構**，表達若有不當提醒之情形，應立即通知交屬，並將函文副本寄給金融機構所在轄區派出所。

## 失智症患者誤觸法網之處理

一天，台灣失智症協會的工作人員接到一通某位律師的來電，說明了他手上有個個案，是一位不到 60 歲的婦人，某天她在商店內購物時，把一部分東西放入商家提供的籃子，另一部分卻放入了自己的手提袋內。結帳時，這位婦人只結算了籃子內的

物品，在走出店門時，引發警報器作響，商家憤而報警。

婦人的先生接到通知，趕忙拿出醫生所開的診斷證明，原來婦人罹患了血管性失智症，所以出現了不當的行為。雖然婦人的先生再三道歉並解釋，但商家看這位婦人並不像生病的樣子，因而堅持提告。

律師於是希望協會能以專家證人的身分出庭，協助向法官說明婦人的行為有可能是因為患了失智症而導致，而非故意偷竊。再加上調閱商家的錄影畫面後，發現婦人在將店內物品放入自己包包時完全不像偷竊者有左顧右盼、觀察周遭環境之舉動，證明了婦人並無偷竊之意圖，最後婦人才終於免除了被定罪。

像這類案件在失智者身上是非常常見的，若是年紀較大、表情行為顯露異常的患者，旁人會比較容易相信他是失智症患者，因而給予原諒，然而對於年輕型患者，因為外觀不容易看出來，所以更容易被誤認為他是故意的。為了避免類似狀況，建議家屬可採取以下措施：

- 隨身攜帶失智者之診斷證明或身心障礙手冊。
- 失智者外出時，儘量陪同協助。
- 當發生失智患者因至賣場拿東西未付款或公眾場所暴粗口，以診斷證明或身心障礙手冊向店家或受害者說明並取得諒解。
- 被賣家報警後移送法辦，家屬可以書狀提出相關之證明文件，說明被告之病情，也可聲請檢察官傳訊家屬到庭說明被告患病狀況。

## 失智患者進行民事訴訟時，可選任特別代理人

當失智者已被法院宣告為受監護宣告之人後，已成為「無行為能力」，這代表了其所為的意思表示，無效，應由法定代理人代為意思表示，並代受意思表示。例如當他與其他人簽訂買賣契約出售土地，則無法產生法律效果。

無行為能力人，在法院訴訟時，依法必須由其法定代理人即監護人代為提起民事訴訟，若他的法定代理人因故不能行代理權，卻有在法院訴訟之必要，則他的親屬或利害關係人，則可以聲請受訴法院之審判長，選定特別代理人。

不論是以原告身分起訴，或是因被告身分應訴，受監護宣告者故可由法定代理人代為主張權利，若法定代理人事實上無法代為起訴、應訴，或者失智症患者尚未及受監護宣告，只要有進行民事訴訟之必要，都可以聲請選任特別代理人，為一切訴訟行為，以保障其權利。

失智者的風險管理

# 何時該放手？
# —機構照護接手

當我們談到照護失智症患者的相關事項時，一直都在強調不同時期、不同患者會有不同的症狀及行為表現，因此要用不同的方式來照顧他們。然而我們也要再三提醒照護者，無論您有多麼努力照顧患者，總會有覺得能力不足、精力用完的時候，因此無論如何，都不應將所有的照護責任及工作攬在自己或少數人身上，而要懂得適時地尋求家庭內外的支援。

## 「放手」不等於「放棄」

在照護的過程中，照護者必須學會一件事，那就是「放手」。「放手」有兩種狀況，一種是當患者的病情還在輕、中度階段，照護者因為體力上負荷不了或工作關係，而將患者送到日間照護中心，晚上再接回家裡；一種則是當患者到了中、重度階段，產生生理或身體上的問題時，此時的照護工作往往超出一般家屬的照護能力，因此必須讓患者到照護機構，接受專業人員全天候 24 小時的照顧。

由於患者到日間照護中心去，晚上還是會回到家裡，照護者產生的情緒上反應及罪惡感沒有像送機構那麼大，因此相較之下這種方式比較容易被一般人接受。

至於我們這裡要談的「放手」，比較傾向是機構 24 小時式

的照護。對於照護者而言，這並不是一個容易做的決定，尤其當照護者與被照護者的關係愈親密，這樣的決定就愈顯得沉重與痛苦。這些痛苦來自於幾個想法，一是「捨不得」，擔心患者到了安養中心得不到良好的照顧，甚至被虐待；二是怕患者不肯到機構去；三是怕社會壓力，也就是來自親戚、朋友、鄰居的看法，怕被認為「不孝」或「無情」，連自己的父母或配偶都不願意照顧。

對於這些想法，或說這些「迷思」，可以從以下幾方面來解決：

## 1.「捨不得」是很自然的情緒

但事實上，當患者的狀況已不是自己的能力能處理，送他到機構去接受照護對雙方而言，都是比較好的。機構中有一群受過專業訓練的人員，專業知識及照護技巧比起家中一人式的照護，都要強上許多，品質也更高。當然關心照護機構是否真能提供良好的照護是有必要的，這就要靠家屬花一些時間對照護中心的品質進行了解與評估，選擇一個良好又適合於自家失智症患者的機構。

## 2. 患者不願意到機構中是可以預期的

因為失智症患者會有依賴、喜歡熟悉的環境、拒絕行為等狀況發生，表現出來是他們不願意到照護機構去，但事實上，當他們發現在照護機構中有很多朋友、可以做很多活動，習慣了那邊的環境及工作人員之後，很多患者的快樂程度反而會提高，進而喜歡上照護中心。常見的狀況是，如果家屬沒有經常去探望患者，患者反而會不認得家屬，而把中心內的工作人員當成自己的親人。

　　陳先生因為身體狀況無法照顧失智的父親，送去寄養中心時自己很不忍心，但父親去了一個月後，有一天陳先生打電話去養護中心與爸爸聊天，沒想到爸爸告訴陳先生：「我很忙，要開會了。」原來養護中心有許多父親喜歡的活動可參加，這令陳先生非常開心。

　　當家屬要將失智症患者送往照護機構時，可以採漸進式的方式，例如剛開始幾天只讓他去半天或幾個小時，讓患者慢慢習慣，再漸漸拉長他在中心的時間，最後他就會習慣於整天待在那兒。

　　照護中心裡有位太太被送到中心來接受全天式的照護已有半年的時間，這半年來她一直適應良好，不但與其他病友相處愉快，更把中心的工作人員當成自己家人般。這位太太的先生時常抽空去探望她，看得出來在太太生病之前，他們是很恩愛的一對佳偶。

　　唯一令工作人員感到困擾的是，這位太太似乎除了自己的先生以及平常相處的工作人員之外，面對其他人都會因為陌生而顯露出不安的神情及情緒。例如當她不常出現的媽媽或妹妹來探望她時，她都會很害怕，甚至會哭，這種不好的情緒通常要維持好幾天，使得工作人員反而都好怕看到她媽媽及妹妹來造訪！

　　當親人至機構探視患者時，允許患者一開始不認得自己，而從過去熟悉的事務切入，帶患者喜歡吃的東西給他吃、和他一起唱熟悉的老歌等。工作人員也需要協助家屬有個愉快的探訪經驗。

### 3. 對於外在的壓力，尤其是街坊鄰居的八卦言論，建議照護者也要放下

　　但若這些不妥當或不正確的言論及想法來自家中的其他人，則您可以試著讓他們了解照護過程的困難及選擇照護中心的考量。例如可以讓其他家屬實際參與照護工作，讓他們了解這樣的情況已經超出自己的能力範圍，需要醫療專業人員，甚至是醫療團隊來進行。在照顧歷程中，盡量讓其他家人有機會參與照顧，有助於對照顧方式的決定產生共識。

　　至於何時該放手？沒有一個具體的答案。如同前述的，每個失智症患者的病況、症狀不盡相同，每個照護者的家庭情況、承受能力也有差異，因此，這條線變得模糊難分，完全視當事人的狀況而定。有個簡單的判斷原則，就是以「在哪裡、在何種場所照顧，對於當事人是最大利益」來做考量。

## 選擇合適的照護機構

　　當家庭人力及資源已無法承擔居家照護失智的工作時，您可能需要考量機構照顧之可能性。為了讓患者得到良好的照顧，慎選合適的照護機構是非常重要的，在選擇時不要急，應慢慢地比較、評估，再做決定。可以從以下幾點來進行評估：

### 1. 有失智症照護專業能力

　　若照護中心內的人員受過失智症照護專業訓練，則當患者出現問題行為時，專業人員會知道如何採取非藥物或非約束的方式來處理，如此一來患者的尊嚴及生活品質會比較高。雖然這種擁

有失智症照護專業的機構是最佳的選擇，然而在台灣，這類專業機構數目已漸增加但仍不足。

## 2. 臨近自家

盡量不要選擇離家太遠的地方。離家近，家屬才可以時常去探視患者，一方面可以維持與患者的關係，另一方面也可以減低那種無法自己照顧的罪惡感及社會壓力。再者，也較可能維持患者在機構之照護品質。

## 3. 環境安全、衛生

觀察照護中心的環境設計是否安全，通風、光線是否良好，衛生情況是否維持良好，中心內收容的患者人數會不會太多，是否會產生過度擁擠的情形……等。

## 4. 文化環境相同及活動安排

如果能因應患者的背景來選擇合適的機構是最好的。例如有的照護中心因地緣關係，可能會有語言使用上的差異（閩南話、客家話、日語、國語），有的機構會設計不同的活動（寫書法、打麻將、泡茶聊天……），如果能選擇患者習慣的環境，有助於患者早日適應照護中心的生活。

機構能依失智者需求安排不同的活動，可提升他們的生活品質，並延緩其功能退化。家屬可選擇非午休時間去參訪機構，了解機構安排活動的狀況。至於哪一家比較好，家屬要自己去評估、判斷。

## 5. 工作人員的態度良好

可觀察工作人員與患者及機構中其他住民的互動情形，以及處理問題時的方式，來判斷患者是否能受到良好的照顧。

## 6. 經濟考量

每家照護中心的收費不盡相同，家屬應問清楚，並衡量家庭的經濟情況再做決定。

在面對實際的個案時，往往看到很多到了該放手的時候卻不知如何放手，因而十分痛苦的家屬。當他們知道可以放手讓別人來照顧，不但照護品質佳，且付出的人力與財力不會比較高，這時他們才會恍然大悟：「原來別人這樣做都很好，我也可以這樣做，而且這樣反而可以獲得更好的照顧」，而將心裡一塊大石頭放下。

選擇24小時住宿型機構照顧，對家屬而言往往是不容易的。親情上的不捨、家人間的不同意見等，建議提早與其他家人溝通，同時參訪不同機構，待家人有共識時，即可做最好的安排。建議家屬可上網查詢機構最近一次的評鑑結果，做為衡量之參考。

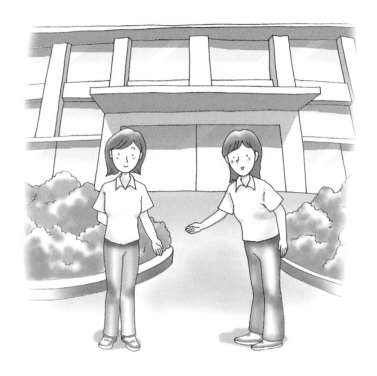

一個合適的照護機構，有專業的人員可以照護失智患者，對
患者及家屬都有正面的幫助。

# 失智症末期的
# 安寧照護

　　失智症通常是緩慢退化，但病程又常常不可預測，比如發生一次嚴重感染、腦中風、頭部外傷、接受重大手術、癌症化療……，都可以造成急遽惡化。另外長時間使用抗精神藥物或社會接觸減少、知覺刺激剝奪都可能加速認知功能的衰退。不管是何種失智症，患者的平均餘命都比一般同年齡的人低。

　　發病後壽命的長短與下列因素有關：

1. 是在哪一個階段（輕度、中度、重度）被診斷的？
2. 有無其他疾病（如糖尿病、癌症、心臟病）？這些疾病發病多久了？
3. 每一種失智症的平均餘命會有所不同
4. 失智症的發病年齡，年齡越大發病後的平均餘命越低，例如 90 歲才發生失智症，常來不及退化到重度失智症就因其他健康問題而去世。

　　失智症是如何造成死亡的？首先跟阿茲海默症或血管性失智症相關的疾病，如糖尿病、心血管疾病、腦血管疾病，任何時候失智者都可能因為這些疾病導致死亡。另一方面失智症到末期的時候病人通常非常衰弱、免疫力下降而且經常臥床、經常容易有吞咽困難、大小便失禁、褥瘡，因而容易引發肺炎或尿道感染導致敗血症，或因久臥不動發生腦中風、肺栓塞而死亡。

　　阿茲海默症近年來都是居美國十大死因的第六位，診斷後的平均餘命 8 ～ 12 年，如果在 85、90 歲以後才確診者，其壽命較低，約 5~6 年，但少數照顧好的可以活到 15、甚至 20 年。血管性失智症的平均餘命大約 5 年，通常死於腦中風或心肌梗塞。路易士體失智症平均餘命大約 6 年，短於阿茲海默症者，因為這類失智者身體行動的困難容易跌倒和感染，精神症狀顯著容易使用抗精神藥物，暴露在抗精神藥物的副作用機會大。額顳葉型失智症者大約 6 年，如果併發運動神經元疾病，退化會更快，有時候短至 2 ～ 3 年。

## 失智症末期的徵象

　　失智症末期的徵象是什麼呢（表 1）？可以大致歸納以下幾點：

1. 日漸減少的口語詞彙，例如一天只說出一兩個單詞像是「是」、「不」、「可以」，終究進展到無法說話。
2. 逐漸失去移動的能力，從採取較小、較慢的步伐走路開始，接著軀幹傾斜、扭曲終至無法自行移動。
3. 失去微笑的能力，接著吞嚥發生困難，進食喝水越來越少，食物飲料蓄積口內甚至嗆咳容易導致吸入性肺炎。

　　從各種失智症 6 個月的死亡率預期研究顯示：營養和飲食狀態是目前公認最具相關性的，甚至比各種量表的預測性還準確。食慾不振或厭食症導致食物攝取量下降到原來的 25% 以下，死亡風險可增加到 1 倍。髖骨骨折和肺炎會增加 6 個月內的死亡率達 50%。最近的綜合性研究顯示，管灌餵食不論是鼻胃管或胃造口進食，都無法提高失智症末期患者的存活時間、減低死亡率、提

高營養吸收、增加體重、避免或降低吸入型肺炎風險、減少褥瘡發生、提高生活品質。相反的，管灌會增加肺部的分泌物、大小便失禁、食道穿孔、管路位移脫落、出血或傷口感染的機率。

## 表 1 失智症功能評估分級量表 Functional assessment staging (FAST)

| 7b | **平均一天說出一個一般能被理解的詞彙**——利用有限的口語詞量，說出 1 或 2 個單詞來表達需求或拒絕（例如：「是的」、「不」、「可以」）。視病情進展，甚至無法說話。 | 重度失智症 |
|---|---|---|
| 7c | **喪失移動的能力**——失智者逐漸失去獨立移動的能力，在初期階段，他們需要照顧者攙扶並協助走路，但接下來，即使有人協助也無法行走。一些失智者逐步採取較小較慢的步代，有些則是走動時軀幹開始傾斜，扭曲步態也被常作移動能力喪失之前兆。 | 重度失智症 |
| 7d | **在沒有協助下失去坐立能力**——例如：需要某種方式（扶手、皮帶，或其他支撐或其他特殊設備，來支撐身體，防止失智者從椅子上滑下來。 | 重度失智症 |
| 7e | **微笑能力損失**——儘管他們還能表現其他面部運動·有時候可做鬼臉，但無法再觀察到有微笑。 | 重度失智症 |
| 7f | **除非有人協助，病患已經沒有能力再抬起頭。** | 重度失智症 |

資料來源：Reisberg, 1988

## 餵食技巧建議

　　建議失智症末期患者仍維持經口餵食（進食時味覺刺激、咀嚼可能是他們僅剩的享受），以下是一些小技巧：

1. 坐著餵，意指餵食者與接受餵食者平視高度。
2. 少量多餐，提供高熱量、高營養食物，可加營養補充品。

3. 縮短進食或餵食時間，因為到了末期體力差，無法長時間接受餵食。

4. 不建議使用吸管。

5. 不要急、不要硬塞食物給被餵食者。可用話語提醒、鼓勵失智者吞嚥。當失智者嗜睡或不清醒時不要餵食。

6. 失智者出現吞嚥困難時，使用柔軟滑順易吞嚥的食物小口餵食。

7. 尋求失智者喜歡的食物味道、適當的溫度刺激、較強烈的味道都有助於吞嚥。

8. 半流質食物或飲料由於流動性較低，可以減少吞嚥時嗆咳的機會。可提供打泥、加了增稠劑（如吉利丁）、凍狀／膠狀（如寒天、愛玉、仙草、奶酪、豆花）等食物。也可善用天然增稠劑，例如煮湯時添加馬鈴薯、太白粉、芋頭、山藥、秋葵、納豆等。

9. 自行製作軟果凍（加果汁、茶等調味）做為水分補充。

10. 失智者如果拒絕飲食或張口時，需先排除是否有口腔潰瘍、齲齒、牙周病等造成疼痛的因素。

　　失智者常因活動量下降熱量需求變少，不需要堅持從前的進食量，只要定期監測體重沒有快速下降即可。在失智症末期，胃口變差或拒絕進食時照護者壓力不用太大。生命快結束前進食、喝水減少、體重下降是自然過程。通常會逐漸衰弱、食慾下降、睡眠時間漸漸增長不太會有飢餓的感覺。

## 安寧緩和療護

　　決定往安寧療護的方向以後，臨終前照護的重點在確保失智者的舒適（圖1）。舒適照護的第一個挑戰就是疼痛控制，首先

要能找出疼痛的來源並加以解決，無法解決時就必要給予適時、足量的止痛藥（必要時使用嗎啡類的藥物）。由於末期失智症患者無法自行描述疼痛相關的訊息，使用止痛藥時應定時給予（所謂的 "around-the-clock"，全天候給予）。失智者疼痛的辨識和評估是照護中重度以上失智者的基本技能，輕度失智者還可以使用疼痛語句，中、重度以上疼痛語句的可靠性下降，常會伴隨呻吟、啜泣。臉部表情會隨著疼痛程度有所變化（圖 2），肢體、軀幹的肌肉會因疼痛而出現僵直、坐立難安、反抗身體疼痛部位的搬動。再來就是呼吸的問題，因吞嚥功能變差，口水分泌增多或張口呼吸、用低量氧氣、支氣管擴張劑、嗎啡等藥物導致口乾舌燥不舒服的症狀。皮膚的照顧上則需注意保濕防乾燥、避免壓瘡。消化系統方面由於食慾不振、進食飲水減少或藥物的副作用常需處理噁心、嘔吐、便秘、腸阻塞的問題，可用各種非藥物、藥物的方式來處理。室內溫度調控很重要，因為對溫度變化的敏感度改變，需觀察失智者身體太冷或太熱的反應來進行因應。躁動行為在失智者終末時也會發生，易被誤解成精神或體力旺盛的表現，也要迅速找到原因加以排除。常見的是疼痛、喘氣（呼吸困難、缺氧）、反抗約束，環境過於嘈雜。倦怠幾乎是生命結束前必經的過程，此時要把照護處置方式簡化，例如使用床邊馬桶或尿布代替上廁所，床上擦澡代替到浴室洗澡。

總之，失智症末期的安寧照護需要有經驗專業團隊的協助。目前台灣全民健康保險對於失智症接受甲類安寧緩和療護之收案條件建議以 A+C 或 B+C 的雙軌條件即可啟動服務（表 2）。對失智者能夠在家接受安寧緩和療護，在家人陪伴下壽終正寢應該是最溫暖最幸福的事了。

## 圖 1 失智症各階段病程的優先照護目標

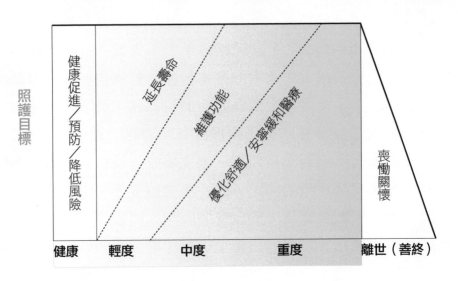

照護目標

健康促進／預防／降低風險

延長壽命

維護功能

優化舒適／安寧緩和醫療

喪慟關懷

健康　　輕度　　中度　　重度　　離世（善終）

## 圖 2 失智者的疼痛評估

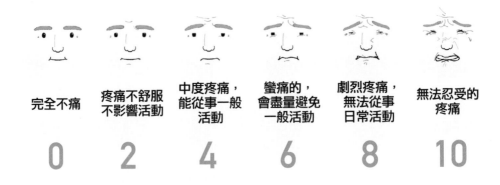

| 完全不痛 | 疼痛不舒服不影響活動 | 中度疼痛，能從事一般活動 | 蠻痛的，會盡量避免一般活動 | 劇烈疼痛，無法從事日常活動 | 無法忍受的疼痛 |
| --- | --- | --- | --- | --- | --- |
| 0 | 2 | 4 | 6 | 8 | 10 |

代表疼痛的特殊臉部表情：

- 眉毛下垂　　• 眼瞼繃緊使眼睛縮小
- 臉頰上揚　　• 緊閉眼睛
- 上唇提升　　• 鼻唇皺摺、嘴唇打開使鼻子有皺起

## 表 2 全民健康保險失智症接受甲類安寧緩和療護收案條件

　　台灣全民健康保險之失智症接受甲頻安寧緩和療護之收案條件，建議以下列雙軌條件來啟動，即條件 A+C 或 B+C 即可啟動服務。

**A** 失智症功能評估分級量表（Functional assessment staging, FAST）等級 7C（含）以上，或

**B** 臨床失智評估量表（Clinical Dementia Ratine, CDR）3 分（含）以上，且日常體能狀況已超過半數時間臥床或依賴輪椅（如 ECOG 3 分（含）以上），上述兩者其中之一，再加上

**C** **合併一年內，發生以下任一種臨床狀況**

1) 營養不良（下列任一情境）。
   a. 吞嚥困難，進食喝水減少，但選擇不接受管灌餵食。
   b. 明顯的體重減輕：過去 3 個月下降 5% 或 6 個月下降 10%。
   c. 身體質量指數（BMI）小於 16，或白蛋白小於 2.5g/dL．

2) 兩次（含）以上跌倒，或者大腿骨骨折。

3) 吸入性肺炎．

4) 腎盂腎炎或其他上泌尿道感染。

5) 多處壓瘡（第 3、4 期）。

6) 敗血症．

7) 反覆發燒，即使已使用抗生素。

8) 在過去 6 個月當中，出現兩次（含）以上非預期性的住院，或有一次加護病房的住院．

9) 一般性安寧緩和療護無法順利解決病人問題，需要轉介時。

# 新的里程碑：
# 協助輕度失智者找工作

對於失智症相關議題的倡導，到 2018 年有一個很大的翻轉。以往各領域專家探討的多半是針對失智者的「治療」與「照護」層面，近幾年來，則朝向更積極的面向，也就是「預防」及「社會參與」等層面。

以台灣失智症協會的做法為例，除了在瑞智學堂中藉由各種認知促進課程，讓失智者仍保有的能力得以發揮之外，更進一步提供了更大的舞台給失智者。

在 2017 年國際失智症月系列活動中，台灣失智症協會首次開辦了「驚喜甜點店」，讓失智者在活動中擔任一日店員，失智者對此反應熱烈，並表示很期待能再辦類似活動。2018 年的國際失智症月期間，協會更進一步安排失智者擔任節目主持人、衛福部記者會主持人、國畫課程老師、紙花課程老師、文化導覽員、活動志工等，會中失智者們的表現可圈可點，讓許多家屬及民眾驚喜不已，失智者本人不僅產生成就感、情緒更是高昂。

為了讓失智者成功完成任務，在每一個活動之前都需要相當多的準備工作。以「擔任主持人」這項任務為例，協會人員事先

須與主持人一起跑流程，並協助寫他們寫主持稿，再經過數次練習、不斷調整稿子，以期讓整個主持流程順利完成；此外包括現場動線安排等，都需要事先為失智者考量。

要維持失智者的正常生活，其中一個不可缺少的面向是「工作」。有人可能會懷疑，罹患失智症還可以工作嗎？答案是：當然可以！

失智症患者的大腦是某些部位出現病變以致於出現功能障礙，但其他部位的功能還是完好的。所以他們還是能根據目前的能力，從事能勝任的工作。繼續待在職場上發揮所長，對失智者本身、家屬和公司而言，都是好的。

2018 年台灣失智症協會首創由失智者服務的咖啡館──Young 咖啡坊，每周六開張，由經過訓練的年輕型失智者擔任店員，為民眾提供服務。工作人員必須仔細評估每位失智者的功能，據此安排適合的工作，並進行工作環境動線安排、張貼標示、製作流程圖卡、陪伴失智者不斷地練習，直到他們可以上場。雖然失智者可能需要花費比一般人多 10 倍以上的時間來練習，但最終的成果卻是豐碩的。失智者很開心能夠工作，態度變得比較積極，也記得要上班，對於能拿到一點工作獎勵金更是雀躍。

更進一步，協會很幸運地連結了一家營運多年的咖啡館，經過與老闆及店員溝通及介紹失智症，並安排職能治療師進行專業的職能評估及職務設計後，成功地安排了兩位失智者在正式的咖

啡館工作，這項成果實在難能可貴。此外，也有年輕型失智者在圖書館擔任志工。

## 失智者就業服務

失智者工作的情況有兩種：

### 1. 在職場上確診失智

目前來協會求助的年輕型失智者當中，約有 4 成還在工作。若在工作時確診失智症者，可憑診斷証明申請職務再設計（由專業人員到場了解工作內容與困難，並提供調整工作方法、環境的建議與輔助，以提高失智者的工作效能，發揮其優勢）。可憑身心障礙證明申請就業服務，包括職業輔導評量（以了解失智者的工作技能、生理狀況及所需輔助），以及職務再設計。

透過調整工作環境和內容來配合失智者的功能程度，可讓失智者得以留在工作崗位上，持續貢獻社會。詳情請洽就業服務專線：0800-777-888。

### 2. 失智後離職，但想找工作

就業服務也可以依失智者的能力，幫他們媒合工作，讓他們得以發揮仍保有的功能，維持社會接觸，除了有助於延緩病情惡化、維持家庭生計，也能對社會有所貢獻。

上述成功引導失智者工作的經驗十分激勵台灣失智症協會的伙伴，未來應更努力倡議早期確診及友善職場，而協助確診的輕度失智者找到適合的工作，讓失智者在輕度時可透過工作，維持人際互動、職務功能、社會參與，以及讓失智者覺得自己仍是一位「有用的人」，這是最重要的，也是對失智者最大的意義！

# 打破失智框架，發揮失智者潛能

## 輕度／極輕度失智症者是最佳的指導老師

2023 年一位任職於大學的知名學者教授被發現墜樓身亡。該教授留下的遺書中指稱，自己受久病纏身之苦，且腦部病變，自覺智能喪失，因此無法再勝任教學及研究工作。消息一出，眾人惋惜。特別在事件發生的短短幾日前，該教授仍到電視台錄影，前一個月也接受報紙採訪，表現絲毫未見異常。

被診斷出認知障礙或失智，難道就代表「世界末日了」嗎？事實上，這種早期、輕度失智的情況，若經過正確的治療及妥善訓練與照顧，是可以延緩惡化狀況、維持正常生活相當長一段時間的。而且在失智症的病程中會歷經很多階段，在不同的階段會有不同的能力和挑戰，在很多失智者身上，你能看見他們「不是什麼都不能做」，實際上他們「能做的事還有很多」。

舉例來說，有位輕度失智者仍然經常自己搭大眾運輸工具外出。上下車時經常因為悠遊卡放在哪裡而需要在大包包裡翻找，後來她自己想出了一個辦法：她找了一個卡套來裝悠遊卡，然後在卡套上接上一條帶子，帶子就綁在包包上。之後她使用悠遊卡時，只需要拉出帶子，就可以找到悠遊卡，再也不用慌亂。這是

一個失智者靠自己仍保有的智慧想出法子解決難題的例子。讀者可能認為這位失智者還這麼聰明，不應該診斷為失智症。實情是，她已經被三家醫院神經內科評估確診為失智症。

\* \* \*

陳先生發現太太似乎有失智的徵兆，想帶太太去醫院檢查，太太不肯，於是陳先生說服太太：「不然我陪妳去醫院，我們兩個人都做檢查。」檢查結果出來，太太的確罹患了失智症，但令人意外的是，陳先生竟然也失智了！於是兩人只好同步進行治療。

除了服用藥物，陳先生發奮圖強，積極參與各種活動，努力讓生活多樣化，刺激大腦運作，太太則是意興闌珊。一段時間之後，回診時醫師發現陳先生的狀態維持得非常好，於是讓陳先生停藥，至於太太的病情，則持續退化。

\* \* \*

吳老師已經 80 多歲了，在罹患失智症之後，由女兒負責照護。女兒帶著媽媽進行了完整的健康檢查，發現除了失智之外的其他健康問題，因此也讓媽媽同步治療那些疾病。令人欣喜的是，當媽媽的其他疾病獲得治癒、情況穩定之後，失智的症狀竟也改善了，甚至後來可以不用再吃失智症相關的藥物。

\* \* \*

一位被診斷出額顳葉型失智症的患者，本身還有其他疾病，包括紅斑性狼瘡等較嚴重的免疫問題，必須服用很多藥。他是協會的顧問小組成員，在兩年的時間內，功能退化得很快，他後來

幾次打電話給協會，言語表達已非常困難，一句話要花 2 ～ 3 分鐘才能講出來，而且還會重覆，情況極度不樂觀。當時協會工作人員幾乎想要輔導他退出小組。

然而在疫情期間，他太太採取居家上班，較可以照顧到他的生活起居，他的飲食、用藥都正常了，作息也規律許多。再加上太太在身邊，互動多、刺激多，他的病情竟然出現了不可思議的改善，現在還能配合協會活動安排一起到各處去演講、分享。

＊ ＊ ＊

以前認為失智症是不可逆的，只會一路惡化下去，但現在的觀念需要改變。早期發現、早期治療，努力幫助失智者維持健康生活，活化身體與大腦，失智的情況還是很有希望進步或延緩退化的。而且千萬不要一被診斷失智症就立刻下定論，覺得「人生變黑白了」，不妨趁此時好好檢查，認真處理所有健康問題，非常有機會看到改善。如果文章一開始提到的那位教授知道這些，是不是可避免這憾事呢？雖然我們已無法挽回這憾事，但希望讀者們能多分享這訊息、多鼓勵已確診的失智者參與活動，協助他們發揮潛力。

失智者非常需要被鼓勵。家屬們需要讓失智者知道自己願意支持他們，也要有良好的心理建設，當失智者事情做錯了、東西弄壞了，不要責備，多以包容的心給予陪伴。若失智者本身有病識感，也有表達能力，不妨與他多討論他的想法及期待，也可讓他們了解「失智者諮詢顧問小組」（後述）的存在。當失智者看到了其他失智者的進步與貢獻，將會對自己的未來產生信心。

「身上肢體人以為軟弱的、更是不可少的⋯

身上肢體、我們看為不體面的、越發給他加上體面‧不俊美的、越發得着俊美⋯⋯

但 上帝配搭這身子、把加倍的體面給那有缺欠的肢體⋯ 總要肢體彼此相顧。」 哥林多前書 12：14-25

## 獲得精準需求，才能提供解決方案

患了失智症之後，在生活上會遇到什麼困難？身體和心理會產生什麼樣的變化？旁人提供的哪些協助，對他們而言是真正重要的、受用的？失智者最擔心、在意的事是什麼？這些問題，任憑旁人再怎麼猜測、討論，都遠不及透過失智者本人的親身經驗，並由他們的口中說出來，還來得精準直接。當他們指出自己的需求，親友、社區、社會才能有依據地進行改善，創造一個「失智友善」的環境。

2017 年，國際失智症聯盟（Dementia Alliance International, DAI）主席兼執行長凱特‧史沃福（Kate Swaffer）應台灣失智症協會之邀，來台進行失智症人權講座。凱特本人是一位專職的護理師，育有兩子，也在攻讀雙學位，工作生活兩頭燒，卻在 49 歲時被診斷為額顳葉型失智症。凱特不甘就這麼被失智症打倒，善用各種方式積極訓練自己的大腦，將自己維持在最佳的狀態，最後她不僅一路完成學業、取得了博士，還創立了國際失智症聯盟，為失智者爭取權利。

　　她來台演講失智者人權之時，有位住在台中的失智者表達想要來參加的意願，卻被家人酸道：「你都已經失智了，怎麼有人權？」最終，這位失智者仍排除萬難地來參加講座，並且在 QA 時間裡提出一個問題：「為什麼視障者可以有導盲犬，但失智者卻沒有導航犬？」(**註**)

　　這個問題引起了在場所有人的關注。是啊！視障者是眼睛看不見，失智者是大腦迷失了，這兩種情況都是障礙者沒有辦法到達他們想去的地方，但我們未曾想過以「導航犬」來幫助失智者。回想過去這麼多年參加在各地舉辦的國際會議，卻從來沒有關於導航犬的任何研究或實務分享。但就在這場講座之後的下一個國際研討會，馬上就有澳洲、北歐等處導航犬的服務分享。那一刻開始，協會深深覺得我們真的好需要輕度／極輕度失智者的聲音，於是台灣失智症協會開始積極促成「失智者諮詢顧問小組」的設立，希望邀請失智者擔任顧問，透過顧問們第一手的經驗及資訊，發展符合他們需求的服務及政策。

**註：**

關於導航犬服務的部分，後來查了國外的文獻及相關的現況，發現雖有少數國家有這樣的服務，然其成本太高，且相關的建置並非一朝一夕可達成。協會資源有限且要努力的方向很多，所以後來協會把主要方向聚焦於全國性的政策，以照顧到全國多數的失智者為優先。
至於導航犬服務的推動，列為未來努力目標之一。

# 失智者諮詢顧問小組 Dementia Advisory Group

「失智者諮詢顧問小組」正式成立於 2018 年。這個小組乃邀請輕度失智者與家屬擔任顧問，期望凝聚失智者心聲，為失智者們發聲。小組每月定期召開會議，由顧問們提供失智症服務與政策的建議，顧問們也會參與全台宣導與倡議活動。

小組成立之初，成員們彼此不熟悉，發言時多語帶保留，經過幾次的聚會分享，大家已培養出良好的默契，能在會議中盡可能提出自己的困難與需求，小至家中的月曆，大至銀行、捷運、醫院等公共場所的友善標示及措施，都能透過他們的使用經驗，提出問題及可能的解決方法。

舉月曆為例，曾有成員提到他們因為記憶不好，需要靠月曆來幫助記事，但市面上的月曆不僅格子小、字也小，使用上非常不方便。為了在上面註記行程，往往需要貼許多字條在上面，字條一多或不慎掉落，整個行程就亂了。

於是協會和顧問們共同開發了一個對失智友善的月曆，把格子放大、文字加粗加大，而圖片的選擇也盡量考量到季節，增加使用者的時間感。此外，印刷時貼心選擇不會反光的紙，讓他們容易看清楚。月曆推出後大受好評，做到目前已經是第四年了，很多人會預先訂購，自用送禮皆宜。

從更大的面向來看，很值得一提的是關於失智友善的社會環境。

筆者是臺北市長期照顧委員會的委員之一，筆者在會議中提出，臺北捷運的標示應該更友善，讓失智者容易找到方向。捷運局接受了這項建言，於是安排了時間，帶著失智者一起去看應該如何改善。

失智顧問們事先開會討論並提建議，更到現場實地指出，哪些地方缺少了標示，讓他們搞不清楚方向，或者哪些地方的標示字體太小、不夠明顯，容易被忽略或看不到，捷運局接收到這些訊息，於是在合適的地方增加標示，或將字體放大。首先進行改善的是市政府站，發現具有良好的成效，於是逐一往下做，截至2023 年底已有 20 多個站點改善完成，且將持續下去。

顧問們也參與政府的正式會議，例如出席臺北市政府衛生局的失智者網絡小組會議，一起討論市政府對失智症相關的服務及問題，並提出看法。會議前，筆者先和顧問討論當次會議議題，了解其想法，並協助整理表達的重點。會議中，筆者適時為顧問做說明，幫助他了解狀況，也會提醒發言的時機。

## 失智後的生活也能過得很精彩

全世界的輕度／極輕度個案都在增加中，各地也陸續有失智者站出來呼籲並做出貢獻。很多國家都設有類似「失智者諮詢顧問」的小組。以澳洲失智者凱特・史沃福擔任主席的國際失智症聯盟為例，其成員就全都是失智症患者。其他包括英國、美國、新加坡、日本等，也都有這樣一群失智者，努力為社會付出。

在預擬好講稿、經過多次的練習之後，我們的「失智者諮詢顧問小組」成員可以克服障礙，上台分享他們寶貴的經驗。協會安排他們連續 4 年到全台各地演講，包括全台圖書館及農會，以及台大、政大、東海大學等學校，甚至在國家衛生研究院舉辦一整天的論壇進行演說，皆獲得熱烈迴響。

在我們的顧問中，病程最長的一位已確診 11 年，雖然她還是有一些退化，但仍舊可以跟著我們到處去演講。當這些失智者站在台上，讀者會發現他們可以表現得跟正常人一樣，甚至比其他人更好。其中一位成員說，他以前從來沒有上台講過話，一上台就會結巴，但他現在卻可以在台上面對兩三百位聽眾侃侃而談，還獲得大家的掌聲，讓他覺得失智不僅沒什麼好丟臉的，甚至生命還比以前更精采、更積極、更正向。他本來認為出去分享可以幫助到別人，沒想到獲得幫助最多的是自己。

## 我們的願景：讓失智者發揮潛能

這麼多年來，筆者發現以往對於失智症的框架，已慢慢被打破。面對失智症，無論是疾病本身或失智者本人，都不應去設限。假設失智症患者的能力指數是從 100 退化到 0，這過程是要歷經數年及好多階段的，以前我們可能只在他們處於 40、50 分的中度階段才帶他們就醫，因而對於他們的能力及未來感到無力無望，但現在我們已經可以在 70、80 分輕度階段時就確診且積極介入，那麼失智者的發展是無窮的。

舉例來說，在罹患失智症之前，他本人可能從未拿過畫筆、

未上台唱歌、未跳過舞，但當他們失智後，可能因為症狀的關係讓他們比較放得開，不會因為怕做得不好而瞻前顧後，反而變成一項優點，因而產生令人意想不到的成就。就如同許多家屬在看到失智者的表現之後，會有一個疑問：「眼前這個人真的是我所認識的那個人嗎？」此時，反而是旁人需要調整呢！

失智症患者還有很大的潛力，特別是輕度／極輕度的失智者，需要我們盡可能地提供他們機會去發揮潛能，千萬不要因為確診就斬斷他們所有的可能性！

## 對失智友善，就是對所有人友善

有人會有疑問，為何要特別照顧失智者？其實，對失智者友善，就是對所有人友善，一個連失智者都能清楚辨識的標示，對社會上其他功能正常族群，就更不是問題。

根據統計，目前輕度／極輕度失智者約占所有失智者的 3/4（2023 年約有 24 萬人），若再加上輕度認知障礙者（MCI, 占老人 15 ～ 20%），將近 1/4 的 65 歲以上長輩有記憶或認知的問題。有鑑於維持輕度／極輕度失智者生活功能、延緩病情惡化的重要性，很值得為他們進行社會環境的改造。

甚至當我們往未來看，年輕人會愈來愈少，沒人照顧的失智者會愈來愈多，若我們不希望眾多失智者造成社會運作的困難，就要提早去照顧到他們。反過來，讓社會環境對他們的友善度及包容度增加，這樣他們就可以照顧自己，減少其他人去照顧他們所花費的心力。設法讓社區、社會環境友善化，讓失智者（尤其是輕度／極輕度）能自己過生活，無障礙地使用社會上的設備，才是最好的發展方向。這目標不容易，但只要努力就有機會達成。

## 失智者諮詢顧問小組招募

經過醫師確診的輕度失智者（及其家屬），且符合以下條件，就可以報名參加，成為失智症服務、宣導與政策倡議顧問：

1. 失智者具病識感，了解自己失智症狀
2. 願意且能表達自己的心聲
3. 願意發揮專長、貢獻社會

失智者諮詢
顧問報名問卷

# PART 3

## 疼惜照護者

照護的工作辛苦且漫長，照護者在長期的身心疲勞下，
可能成為另一個「隱形患者」。
為了不讓這種情形發生，
照護者在照顧患者的同時，還要懂得照顧自己，
除了善用各方資源，讓自己擁有休息的空間之外，
更要讓自己及家人清楚明白：
唯有健康快樂的照顧者，才能提供良好的照護品質。

# 面對家人
# 罹患失智症的歷程

　　如同人在患了重症之後會有的心理歷程，一般當家中的長輩被診斷出患有失智症時，家屬心中同樣會經歷「否認→磋商→憤怒→接受→適應」等五大階段反應。

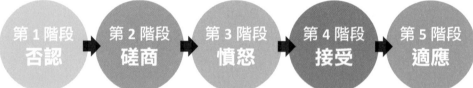

| 第1階段 **否認** | 第2階段 **磋商** | 第3階段 **憤怒** | 第4階段 **接受** | 第5階段 **適應** |
|---|---|---|---|---|
| 「不可能吧，他看起來那麼健康正常！」 | 「我辭掉工作、犧牲自己，全力照顧他，要換得他的痊癒……」 | 「為什麼這樣的事會發生在我身上？」「為什麼努力照顧，他還是退化？」 | 接受事實、開始尋求治療及照顧方法，並與家人商量照護分工。 | 日漸掌握照護的訣竅，在不捨中享受照顧的歷程。 |

就像俗語所講的「一樣米養百樣人」或「家家有本難唸的經」，每位照護者所遇到的情況都不一樣，且鑑於每位照護者及病患的背景、個性迥然不同，因此在面對問題的處理手法上，也因人而異。一般而言，照護者或病患的關係不脫以下幾種類型，並以前兩者為主：

- **配偶照顧配偶**：例如丈夫照顧妻子，或妻子照顧丈夫；
- **晚輩照顧長輩**：例如子女照顧父母、孫子女照顧祖父母，或媳婦／女婿照顧公婆／岳父母等；
- **傭人照顧雇主**：聘雇本地看護或外籍看護，因費用關係以聘雇外籍看護居多。
- **平輩照顧平輩**：例如哥哥照顧弟弟、妹妹照顧姊姊等；

## 不同角色面臨的挑戰

### 配偶：須花更長時間，才能接受另一伴患病的事實

不同的角色會遇到不同的照護問題，在面對問題時的反應也不同。根據實務經驗，如果配偶照顧，通常要花上較長時間，才能真正接受對方已經生病的事實。另外年紀愈大也愈不容易接受對方生病。

病患開始有異常的行為發生，配偶通常會把它當成單純是因為「老了」的一種現象。有時候對方的不可理喻，會被解釋成「反正他就是老番顛」，而採取「不要理他就好了」的態度。如果過去兩人有情感上的衝突，也常會被拿來當成患者異常行為的歸因，認為：「他就是對我有成見，所以現在會這樣對待我。」

最近有朋友向李太太反應，好幾次打電話給李太太，但恰巧她不在或不方便接電話，朋友請接電話的李先生留話，但最後都發現李先生沒有把話傳達給李太太。事後李太太質問他，李先生只說：「有嗎？我不記得了！」李太太心裡很氣，認為這是先生不重視她、沒有把她的事放在心上，才會「總是忘記」。

這種狀況持續了好一陣子，直到後來先生忘記事情的頻率愈來愈高，李太太才開始覺得不對勁。後來帶先生去看醫生，經由醫師診斷，才知道原來先生罹患了失智症。

＊　＊　＊

陳太太一直不相信自己的先生患有失智症，因為她覺得：「他看起來很正常啊！但就是『懶』！」所以當陳先生又忘記或做錯什麼事時，陳太太總是會用責罵的方式來對待他，認為他是「故意」或「不用心」的。甚至當先生在過馬路時因為動作比較慢，有時陳太太也會忍不住「捏他一把」，催促他動作快一點。

上述這些狀況很常發生在配偶之間。因為共同相處了幾十年，有既定互動模式及對彼此的看法，加上對疾病不了解，所以在初期時配偶往往無法用「疾病」的觀點，來看待對方的異常言談及行為。通常要等到對方產生更嚴重的失智症狀之後，配偶才會慢慢接受對方患病的事實，因此對於配偶而言，這段路走得較久，感受也特別辛苦。

簡先生在患失智症之前，一直是家中的支柱，大小事全由他發落。所以當他患病、變成需要家人照顧之後，簡太太非常難接受。簡太太一直希望尋求「治癒」失智症的方式，甚至不惜帶著先生遠赴美國，希望能讓先生的病「痊癒」。

但其實失智症的治療並不容易。上述例子中的主角選擇到美國尋求進一步治療，雖然治癒希望不大，但至少在美國醫療水準是受肯定的，最怕是病急亂投醫，到中國大陸或其他地區尋求「祕方」，則不但對失智症沒好處，亂吃藥或做了一大堆沒必要的檢查，結果可能是花了一大筆冤枉錢、最後還傷了身體。

年輕型失智症患者的配偶在初期也很困難理解發生了什麼事，可能以為配偶有外遇或工作有問題，當確診後如晴天霹靂，難以承受。除了原本的家庭及工作責任，在另一半生病後，要承擔雙重責任及照顧壓力，配偶也容易出現憂鬱等情緒。

累積多年經驗後，發現配偶相互照顧的狀況中，有某比率的照顧者也逐步失智，而出現輕度失智者照顧中度失智者的狀況。這狀況是許多子女要特別注意的，因為通常子女把焦點放在失智的一方而忽略了照顧者。因此，子女要努力讓負責照顧的父母也努力健康生活，降低失智風險。

## 晚輩：從遵從指令到發號施令，心境轉換需時間

徐小姐結婚後跟公婆住在一起，生了寶寶後，徐小姐辭去工作在家相夫教子、照顧公婆。因為夫家較傳統，公婆的地位在徐小姐心中是「神聖不可侵犯」的，然而，已年逾 70 的公公後來卻患了失智症。

公公患病之後，常會隨意躺在客廳地上睡覺，或拿走孫子的物品而不告知，有時，還會跟孫子搶東西吃。徐小姐感到困擾不已，因為公公的威嚴在她心中仍然存在，她實在沒有辦法去「管」公公的行為。

＊＊＊

王先生照顧中度失智父親，父親現年 75 歲，是退休的大學教授，過去管教子女十分嚴格，子女一向只能服從，不得有任何違逆。父親失智後常出現異常行為，如半夜要去學校準備授課，當王先生制止他時，父親勃然大怒，令孝順的他十分難為。王先生表示，一向對父親唯命是從，但失智之後的父親變成需要子女指引，角色很難轉換。

對子女或媳婦而言，以往在家擁有權威的長輩，現在變成事事需要家人照顧，晚輩甚至必須「指示」、「引導」長輩去做一些事情，這種角色互換，讓晚輩在初期需要一段時間轉換及調整心態。

此外，如果子女或媳婦有自己的小孩，則他們一方面又要照顧患病的長輩、又要照顧小孩，所花費的精力是雙倍的。例如當小孩子在做功課時，病患可能搶小孩的書本，或跟孫子搶糖果、搶玩具；或病患在家坐不住、想要出去，但家裡又沒有人可以照顧小孩時，這個時候該照顧誰，常會令照護者感到兩難、變成夾心餅乾。

## 外籍看護：須共同度過抗拒期

通常在聘用外籍看護前，主要照顧者及失智者都有一段抗拒期。但隨著照顧壓力增加及疾病的退化，慢慢就能接受了。許多家屬在家屬團體中透過其他家屬的分享，學習如何與外籍看護相處。許多失智者在時拒絕外籍看護的照顧，但隔一段時日後，變成外籍看護的好朋友。因此，外籍看護的照顧訓練是很重要的。

# 照護者面臨的壓力

　　無論是哪種角色的照護者，在長期與失智患者相處的情況下，都會產生某種程度的壓力。

　　這些壓力包括：

- 生理壓力
- 情緒壓力
- 經濟壓力
- 社會壓力

## 生理壓力

　　患者日夜顛倒，導致照顧者失眠或睡眠不足；常陪伴患者出門走長時間的路，體力不支；長期照顧壓力導致免疫系統較弱，照顧者較易生病。

　　作者於 1991 年針對失智症照顧者所做的研究結果顯示，八分之一的照顧者表示照顧失智親人之後較常生病，四分之一表示健康愈來愈差。

# 情緒壓力

## 1. 失落與哀傷

　　看著自己的配偶、親友患了失智症，記憶逐步退化，一點一滴地喪失生活能力，直到連自己的配偶、子女也不認得，這過程往往令照護者心碎，覺得對方雖仍在世，但感覺上卻已失去他。很多人常無法接受面對病患退化的事實，期待有奇蹟出現，但當病患治癒的機會愈見渺茫，照護者心中總有萬般不捨及傷痛。

　　父親一向是賴先生從小到大的靠山，因為父親不僅努力賺錢讓一家大小不愁吃穿，更從不吝惜對家人付出愛與關懷。對賴先生而言，父親能幹、幽默、正直，簡直無人能比。父親一向身體硬朗，後來卻患了失智症。眼看著父親的認知功能一點一滴地退化，無法操作平常熟悉的事物、後來甚至常把家人誤認為別人，賴先生感到萬般心痛與不捨，他說，自己是很堅強的一個人，但是當父親第一次對著他說：「你是誰？我覺得你很面熟！」他的眼淚也忍不住掉了下來，深刻體認到這條「說再見」的路，好心酸。

## 2. 罪惡感

　　當病患出現不適當的行為時，照護者可能會忍不住加以責罵，在辛苦的照顧過程中，會萌生放棄或將病患送到照護之家的念頭，這些都可能讓照護者產生罪惡感。

　　孫太太的婆婆患了失智症之後，到處去跟人講媳婦的壞話，告訴別人媳婦虐待她，孫太太因了解那是疾病的關係，所以一直

是逆來順受，也從未抱怨。婆婆過世後數年，孫太太竟發現連自己的先生也患了失智症。原本認為可以鬆一口氣的孫太太，又要開始經歷照顧失智患者的艱辛，這個打擊對孫太太而言實在太大。雖然孫太太細心地照顧先生，但心底卻也隱隱希望能早日「解脫」，然而，每當她出現這樣的念頭之後，她總是會有很深的罪惡感。

## 3. 憤怒

憤怒的情緒可能是因為病患的不可理喻及不當行為，可能因為其他家人不伸出援手及閒言閒語，如果生病的是配偶，可能埋怨患者生病丟下自己一人承擔一切等。

連媽媽有一天身穿睡衣到門口拿掛號信，返至家門時，發現失智的先生把門反鎖，連媽媽著急地叫先生開門，可是先生卻坐在沙發上笑，連媽媽氣死了，在無技可施之下，只好穿睡衣向鄰居借電話打給鎖匠。

＊ ＊ ＊

照護失智母親的陳小姐生氣地說：「照顧母親並不困難，最難的是如何面對兄弟姊妹間責任的分擔及對照顧的不同看法。有時心想，寧可沒有這些兄弟姊妹。」

＊ ＊ ＊

廖太太只有小學畢業，但卻有一位高學歷的丈夫。廖先生平時對太太疼愛有加，有空時會幫忙做家事，減輕太太的負擔。平

時家中的開銷帳務、投資、保險等事情，也都由廖先生一手包辦。但不幸地，廖先生在 60 多歲時患了失智症，家中大小事一下子全都落到廖太太身上。廖太太實在無法接受，生氣為何先生要生病，讓她到了 5、60 歲，還要學著處理那些事。

## 4. 困擾及困惑

病患的不當行為會導致照護者的困擾，對疾病及其行為的不了解，則容易使照護者產生困惑。這些都會使得照護工作更顯艱難。

王太太中度失智，在家吃飯都要人餵，但是出門和朋友聚餐時就可以自己吃，在家需要家人協助穿衣，但在日照中心會自己穿；當協助王太太洗澡時，王太太會大喊：「救人哦！強姦哦！」這些經驗都令家屬覺得困擾。

## 5. 孤獨

為了全心照顧病患，照護者往往得辭去工作、離開自己的社交圈，每天面對同一個患者，讓照護者有孤獨之感。若家人不能體諒、支持照護者的辛苦，則照護者更覺孤軍奮鬥而產生無力感。

## 經濟壓力

　　若是父母患病，則必須有人辭去工作在家照顧父母，家庭收入減少，或者聘看護照顧，因而增加支出，加上照顧上的各類開銷，對一般上班族而言，都是很大的壓力。

　　若是配偶生病，而他又是家中主要支柱，家庭頓失財源，又得花錢就醫及照顧，經濟困難可能必申請社福補助或中低收入戶之補助。

## 社會壓力

　　失智的父母常在外控訴子女不孝、媳婦虐待，有些出現不雅舉動，甚至騷擾女性，讓家人十分尷尬，須承受他人異樣眼光。

　　社會上一般的刻板印象，認為照顧工作是女性應承擔的工作，而男性只要專心發展事業就好。雖然時代已改變，兩性在事業發展及家庭責任上日漸同等，但許多女性仍承受不平等的待遇。社會上仍普遍崇尚犧牲奉獻精神，導致照顧者不敢表達需求，認為再苦也要咬緊牙根撐下去，無形中助長了加諸於照護者身上的社會壓力。

　　年輕型失智症家屬要面臨更大的壓力是，親友們無法接受或理解如此年輕怎麼會罹患失智症。家屬不願意讓親友知道家人罹病，因為擔心異樣的眼光，也不想重複解釋。年輕型失智者在社區中干擾到他人時，通常較難獲得他人的諒解，這也是令家屬帶失智家人出門時，感到很大壓力的原因。

# 照護者十大心理調適

　　張小姐總是每周準時帶著患有失智症的母親到醫院來看診。醫師發現，雖然張小姐十分關心母親的病情，總是非常有禮貌地向醫師詢問各種關於母親的任何問題，但張小姐眼神中不但透露著焦慮，也顯出疲憊的神態。

　　有次醫師做完對患者的檢查之後，轉身對張小姐說：「妳母親的狀況目前還好，但是妳比母親還需要看醫生！」張小姐聽醫師這麼說，頓時感到十分錯愕，張開嘴巴說不出話來，但也就在那一瞬間，張小姐長時間因照顧母親而累積的壓力及沮喪，竟讓她的眼淚像潰堤般，不受控制地流了下來。

　　照顧一個失智症患者是非常辛苦且難為的，這種辛苦只有親身經歷者才能體會。有人認為，既然失智患者的記憶、認知功能退化、行為能力不足，所以只要把他們當成小孩一般照顧、對待即可，然而這樣的認知並不全然正確。

　　一個正常的小孩會因為大人的照顧而日漸學習、成長、進步，但對一個失智老人而言，無論他受到多周全的照顧，卻只會每況愈下，最好的狀況也只是因照護得當，而使得惡化的速度減緩而已，因此照顧者在承擔照顧病患的重責大任時，無疑地會感到無奈而沮喪。

　　為了全心照顧失智症患者，照顧者常在無形之中把太多壓力加諸在自己身上，不但影響自己的日常生活，甚至造成生活或身

體上的不適。因此照護者往往成為患者背後的「隱形患者」或「第二受害者」，所以，照顧者學習調適自己的身心壓力，使自己在辛苦的照護過程中不致於崩潰，是非常重要的事。

## 調適1　我健康，患者才健康！

**常見的迷思：**只要患者好就好，我沒關係！
**合理的想法：唯有我健康快樂，才會有健康快樂的患者！**

很多照護者都會有「只要患者過得好就好」這種「委曲求全」的想法。照護者以為，只要他盡全力照顧患者，患者就能夠很健康，甚至有一天能奇蹟似地復原。但當照護者發現，無論他再怎麼努力，都無法使患者恢復原來的樣子時，通常會覺得一切都是自己的失敗。到目前為止，失智症仍是無法治癒的，最大的目標，是緩和患者的惡化速度，而照顧失智症患者等同是一項「長期抗戰」。

因此和照顧患者一樣，照顧者一定要先照顧好自己，不但要吃得好、睡得飽，持續運動，養成規律的生活習慣，還要每天快快樂樂過生活。因為，「沒有健康、快樂的照護者，就沒有好的照顧品質，也就沒有健康、快樂的患者。」

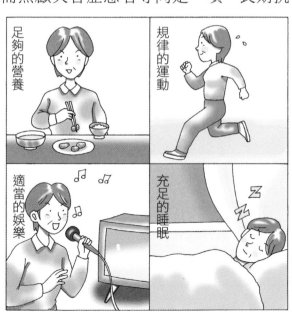

足夠的營養

規律的運動

適當的娛樂

充足的睡眠

## 調適2　有足夠休息，才能照顧好患者！

**常見的迷思**：我要用生命中的每一分、每一秒來照顧患者，直到他痊癒為止！

**合理的想法：唯有適當地讓自己喘息，才能有更好的照護品質！**

休息是為了走更長遠的路」，在這場艱困的戰役中，喘息對照護者而言，是絕對必要的。無論家事有多繁重、照顧患者的工作有多瑣碎，照護者一定要安排時間讓自己喘口氣，沒有一個照護者能一天 24 小時，都把注意力集中在患者身上。

更重要的是，要讓喘息成為例行公事，而非祈求他人施捨的恩惠。喘息的時間讓照顧者可以紓解壓力、獲得新的能量，在照顧患者時才可以產生更大的耐心，照護手法及技巧也才會更純熟。

喘息的形式有許多，每個形式能否有喘息效果因人而異，因此須依個人喜好、感受選擇合適的喘息方式。

許多家屬參加家屬團體，患者由工作人員照顧，家屬覺得這就是很好的喘息機會。有的家屬安排長輩參加日照中心活 ，白天可做自己想做的事。另外有些家屬在周六日有其他親人輪流接手，主要照顧者可輕鬆安排活動。

**支援愈多，愈能事半功倍！**

**常見的迷思：**我一個人承擔就好，我還撐得下去！
**合理的想法：如果有更多人的協助，照護工作可以做得更好！**

　　對某些人而言，開口求助是非常困難的事情。有的人會覺得，尋求外界協助似乎代表自己不夠孝順、不夠能幹或不情願接下照顧工作；但人的能力是有極限的，總會有需要他人協助的時候。孤軍奮鬥通常導致兩敗俱傷，不但照顧者的身心健康嚴重耗損，失智患者也得不到應有的、良好的照顧，甚而可能受到某種程度的虐待。

　　尋求外界的協助，不代表自己不負責任，相反地，藉由外界的協助，可以讓患者得到更好的照顧。因此，一定要克服自己使用資源的障礙，選擇自己需要、適合自己和家人的服務，做長遠的規畫。

　　記得，要充分使用社會福利資源，在這過程中有困難時，可與相關諮詢單位聯絡。

　　劉太太原本自己照顧70歲的失智先生，兩年下來身心疲憊，在猶豫半年後，送先生至日照中心。2個月之後，劉太太發現先生愈來愈有進步，她很高興，自己也放心地參加日照附近的老人活動中心的課程，兩人每天一同「上學」，生活愜意許多。

照護者
十大心理調適

調適4　**一定有人可以協助我！**

常見的迷思：除了我，沒有人能搞定他！
合理的想法：**一定有更專業、更有經驗的人，可以協助我照顧失智親人！**

　　部分照護者只相信自己，不放心由其他人來照護自己患病的親屬。能獨立自助當然很好，但人非萬能，沒有什麼事非由誰來做不可。或許您做不來的事，交由別人做反而效率更高、效果更好。試試看，您會有不同的發現！

　　許多家屬表示「患者會欺侮至親的人」，家屬在鼓勵患者做運動、寫字、收拾桌椅等活動時常常遭遇困難，但是換了別人照顧或到日照中心的團體生活時，患者就肯做運動、唱歌等。這不代表家屬照顧不好，而是不同的人與環境帶給患者不同刺激，患者也會有不同的反應。因此主要照顧者也須不吝於讓他人接手照顧。

**情緒應疏通，不應阻塞！**

**常見的迷思：**為了照顧好患者，我不該抱怨、生氣，也沒有時間
　　　　　　沮喪！

**合理的想法：我該誠實面對自己的情緒，要給情緒一個出口！**

　　情緒是正常的、自然的心理反應。情緒是一個訊息，告訴自己「我受傷了」、「我的需要沒有被滿足」、「我很在乎他」等等。

　　只要是人就有情緒，只是每個人表現的方式不同。當情緒產生時，完全不加控制就將它們爆發出來，固然不是一個成熟的方式，然而過度的壓抑，往往造成累積的情緒伺機找另一出口爆發，後果更難收拾。

　　面對情緒最有智慧的反應是傾聽情緒、接納情緒、給情緒一個出口，可以找人談一談，可以給自己一點休息的空間，可以運動來發洩情緒，可以做自己喜歡的事來轉移自己的注意力，都能讓情緒得以抒發。

　　50 多歲的許小姐獨自照顧 80 歲的老媽媽，老媽常上演的戲碼是趕女兒出門，甚至報警請警察將她女兒帶走，許小姐在家屬團體中訴說自身經驗時泣不成聲，表示胸口好似壓了一顆大石頭，待與家屬們分享挫敗委屈經驗之後，許小姐感到胸口的石頭變小許多，舒服多了。

照護者
十大心理調適

**調適6** | **我做的是很有價值的事！**

**常見的迷思：** 我每天照顧一個永不會復元的患者，對社會沒有貢獻，沒賺錢又沒社會地位，變成一個沒用的人。

**合理的想法：照顧生病的家人對整個家庭、對社會都有重要的貢獻。我是一個有價值、值得尊敬的人！**

失智患者無法復原是無法改變的事實，而不是照護者照顧不周的問題，所以不要責怪自己、否定自己的價值。要時時告訴自己，照顧生病家人的工作是非常重要的，時時肯定自己執行此工作是很有價值的。告訴自己及家人，在家照顧失智症患者與出外工作一樣重要，一樣對我的家庭及社會產生了巨大的貢獻。

**調適7** | **肯定並獎賞自己**

**常見的迷思：** 照顧家人是天經地義的，沒什麼好鼓勵的。

**合理的想法：我做的事情很重要，值得鼓勵與肯定！**

別忘記每天稱讚自己，適時獎勵自己、做自己喜歡的事、買喜歡的衣服、看個電影、安排時間去唱唱卡拉 OK、享受 SPA 等。

陳小姐平日負責照顧媽媽，她深怕自己在照顧過程按捺不了情緒，所以她每個星期讓自己有一次機會去逛街，買自己喜歡的衣服或飾品，或者和朋友唱卡拉 OK，做為自己的獎賞，讓自己常維持愉快情緒。

**應多與他人交流與學習照護技巧**

**常見的迷思：**家人患有失智症已夠讓人操煩的了，我只要盡力照顧他就好，不用跟別人說，而且跟別人說也沒有用。

**合理的想法：我應該多多和有相同經歷的人交流，學習更多寶貴經驗。**

　　照顧失智症患者是一個相當長的歷程，在這過程中不同階段有不同的挑戰，這些挑戰不但耗損體力，同時也耗損心力。

　　照顧的長期歷程中需要有人陪伴、給自己打氣鼓勵、需要有人可以傾吐心中壓抑的情緒，倒出心中的垃圾，才能再裝入新的能量和信心，令照護者有足夠的心靈能量使照顧歷程趨於圓滿。配偶、親人、朋友、教友、支持團體的夥伴、諮商人員等，只要是可信賴、能接納您、願意傾聽您的人，都是可以考慮的對象。

　　另外，持續參與支持團體，和有相同經驗者分享經驗，對照顧者有很大的幫助。就算病患過世後，這團體還是可持續參加。

　　陳太太照顧輕度失智的婆婆，婆婆生活自理都很好，照顧問題還不多，但是陳太太和家人商量之後，決定持續參加家屬團體及失智症講座，希望盡早了解各種可能出現的問題，及早預防或做準備，讓家人能從容照顧，且有好的照顧品質。

照護者
十大心理調適

**寫下照顧日誌，方便他人接手**

**常見的迷思：**太累了，沒時間記照顧的細節，就算寫了，也沒人
會看！

**合理的想法：分享自己的照顧方法，可增加他人照顧的成功經
驗，對失智親人更好。**

　　照顧失智患者有其竅門，以閩南語「手勢」、「勢面」可傳
達。每一位失智患者的照顧訣竅有其獨特性，因此為幫助「替手」
成功分擔照顧重任，照顧者平時有空又不太累時，要記下照顧的
訣竅。例如：

- 如何引導患者刷牙洗臉、吃飯、洗澡、服藥；
- 每天排便、出門散步、睡眠等的例行時間；
- 喜歡吃的食物、聽的音樂、話題、節目與禁忌；
- 最聽誰的話；
- 常出現的行為問題及處理方法等。

　　林小姐與其他 4 位兄弟姊妹輪流照顧失智的媽媽，並以林小
姐為主要照顧者，但平時每個人的照顧方法都不同，誰也不聽誰
的，令林小姐很困擾，對照顧也造成不良的影響。

　　後來她製作了照顧日誌，同時邀請兄弟姊妹都要記錄，漸漸
地大家照顧方法趨於一致，於是林小姐便在家屬團體中向其他人
推薦這個方式。

**在不影響照護工作下，應有正常的社交活動！**

**常見的迷思：**在家人患病期間，我應該把自己所有事放下，等到
以後再說。

**合理的想法：即使須照顧患者，我也會在條件許可之下，盡量維
持我原有的社交圈及活動。**

很多照護者為了將失智患者照顧好，往往會義無反顧地把自
己原有的嗜好及社交圈都放棄了，因為大多數的人會認為，等照
顧任務終了時，再重新拾回這些興趣也不遲。

但事實上，我們一再地提醒，照顧失智症患者是一個長期的
任務，您不知何時會結束，斷然放棄自己原有的興趣及社交活動，
等到多年以後要再回頭，有時難免遇到瓶頸，或許對原有喜愛的
活動已生疏，或許早已物換星移。

很多這樣的照護者在任務終了時，頓時感覺到生活失去重
心，生活變得茫然無目標、空洞、不知所措，有些甚至出現憂鬱
症狀。因此在照顧歷程中，照顧者仍要保有自己的生活空間，和
老朋友聚會、參加社團、上教堂等，這不但可調適照顧壓力，同
時可為未來生活預作安排。

陸伯伯在送太太至日照中心之後，固定每周到失智症協會擔任
志工，不但可幫助別人，又可以結識不同的朋友。自從讓自己的生
活與心情有良好的調適之後，原有的憂鬱情緒獲得顯著改善。

照護者
十大心理調適

## 照護者的常見迷思 V.S. 合理的想法

| 常見的迷思 | 合理的想法 |
| --- | --- |
| 只要患者好就好，我沒關係！<br>我要用生命中的每一分、每一秒來照顧患者，直到他痊癒為止！ | 唯有我健康快樂，才會有健康快樂的患者！ |
| 我一個人承擔就好，我還撐得下去！ | 唯有適當地讓自己喘息，才能有更好的照護品質！ |
| 除了我，沒有人能搞定他！ | 如果有更多人的協助，照護工作可以做得更好！ |
| 為了照顧好患者，我不該抱怨、生氣，也沒有時間沮喪！ | 一定有更專業、更有經驗的人，可以協助我做好照護的工作！ |
| 我每天照顧一個永不會復原的患者，對社會沒有貢獻，沒賺錢又沒社會地位，變成一個沒用的人。 | 我該誠實面對自己的情緒，並給情緒一個出口！ |
| 照顧家人是天經地義的，沒什麼好鼓勵的。 | 照顧生病的家人對整個家庭、對社會都有重要的貢獻。我是一個有價值、值得尊敬的人！ |
| 家人患有失智症已夠讓人操煩的了，我只要盡力照顧他就好，不用跟別人說，而且跟別人說也沒有用。 | 我做的事情很重要，值得鼓勵與肯定！我應該多多和有相同經歷的人交流，學習更多寶貴經驗。 |
| 太累了，沒時間記照顧的細節，就算寫了，也沒人會看！ | 分享自己的照顧方法，可增加他人照顧的成功經驗，對失智親人更好。 |
| 在家人患病期間，我應該把自己所有事放下，等到以後再說。 | 即使須照顧患者，我也會在條件許可之下，盡量維持我原有的社交圈及活動。 |

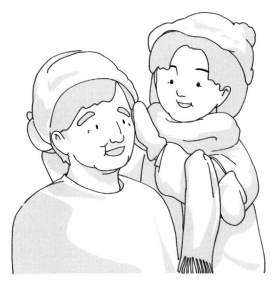

先讓自己穿暖、吃飽、睡好，照顧好自己，
才有辦法好好照顧別人。

# 照護者的十大權利

　　照顧者是「人」，當然有做為一個人的基本權利。但許多時候照顧者會忘了自己的需求，讓照顧工作占去生活的大部份，縱使有需求也覺得應以照顧病患為重，而不應找理由推托照顧的工作。長期下來，累積的疲憊造成照顧者身心崩潰。

　　因此，為了走更長遠的路，以及有良好的照顧品質，照顧者必須謹記「照顧者的權利」，同時也讓所有家人了解，無論是誰擔任照顧者角色，都擁有這些權利。

☑ **我有權利照顧自己。**

　　這不是自私，這可以讓我提供更好的照顧。

☑ **我有權利尋求別人的幫助（即使有親人反對）。**

　　因為我了解自己能力與耐力的限度。

☑ **我有權利維持我的個人生活。**

　　和過去失智親人仍健康時一樣。

☑ **我有權利在合理的範圍內做一些「只為我自己」的事。**

　　因為我已經做了我能為失智親人做的事。

☑ **我有權利偶爾表達情緒。**

因為在我長期辛苦的照護工作中，難免會產生挫折、生氣甚至憂鬱的情緒。

☑ **我有權利拒絕其他親人有意無意經由罪惡感、生氣、憂鬱來操縱我。**

因為我已經盡力扮演好一個照護者的角色。

☑ **我有權利接受他人的體恤、情感、諒解以及接納我對失智親人所做的事。**

☑ **我有權利對我所完成的事感到自豪，為我的勇氣鼓掌。**

☑ **我有權利保護我的獨立個體性，保護追求個人生活的權利。**

當失智親人不再需要我全時間照顧時，這可以支撐我生活下去。

☑ **我有權利期待並要求國家對失智者及照顧者有進一步的協助。**

# 注意危險徵兆及警訊

　　身為照護者，肩負著照顧患者的重任，千萬不要讓自己變成另一個患者。您可以試著做以下的測驗：

## 您有憂鬱症嗎？

請根據您最近幾個星期的情況，回答以下幾個問題：

|  | 沒有 | 偶爾 | 常常 |
|---|---|---|---|
| 1. 容易感覺心情難過、沒有希望或沒有用 | ☐ | ☐ | ☐ |
| 2. 覺得對不起別人、有罪惡感 | ☐ | ☐ | ☐ |
| 3. 有自殺的想法或計畫要自殺 | ☐ | ☐ | ☐ |
| 4. 失眠或睡不好 | ☐ | ☐ | ☐ |
| 5. 平時的表現突然間變差很多（例如：工作、學業…） | ☐ | ☐ | ☐ |
| 6. 常常無精打采或易怒 | ☐ | ☐ | ☐ |
| 7. 注意力無法集中、記憶力變差很多 | ☐ | ☐ | ☐ |
| 8. 感到煩躁、焦慮不安 | ☐ | ☐ | ☐ |
| 9. 吃不下東西或者常常暴食 | ☐ | ☐ | ☐ |
| 10. 對以往喜愛的事物失去了興趣 | ☐ | ☐ | ☐ |

**測驗結果分析**（分數計算─沒有 0、偶爾 1、常常 2）

- 總分 11 ～ 20 分：危險！您很有可能已經罹患憂鬱症，建議您應該尋求精神醫療或心理諮詢的協助。
- 總分 5 ～ 10 分：小心囉！您目前已經有一些憂鬱的症狀出現，建議您注意自我情緒，以免問題更加惡化。
- 總分 0 ～ 5 分：恭喜您！您目前的情緒尚在正常範圍。

註：本表格取材自《念頭一轉，心就不煩》一書（城邦原水文化出版）

請隨時留意自己的身心狀況，除了上述測驗，如果您也發現自己常感到疲憊不堪、體重明顯改變，或發現自己逃避社交活動、不想與人交談，可能是生病的前兆，應及時協求尋助或就醫。

## 換個角度思考，生命更豐富！

　　聖嚴法師說過：「山不轉，路轉；路不轉，人轉；人不轉，心轉。」照顧的工作當然非常辛苦，但家中有失智患者需要照顧是無法改變的事實，如果只是一味地自憐自艾，或抱怨為何自己碰到這種事，不但於事無補，更使得自己陷入愁苦哀怨。

　　事情是多面的，沒有絕對的好壞、對錯，當執著於某個念頭而陷入泥沼時，便需要提醒自己換個角度來看。古人說：「塞翁失馬，焉知非福」，即使現在看起來是一件不幸的事，將來也許因此而有意外的收穫。

　　當想法改變時，心情也會跟著轉變。像有許多照顧者會說「能照顧家人是一種福氣」，或說「能從碰到的問題中找到解決的方法，也是一種享受與成就感」等等。

　　照顧失智病患的路雖然辛苦，但過程中也有許多甘美。
　　有照顧者表示：

- 「這是這輩子和爸爸最親密的時候，從來沒想到可以和爸爸這麼親近，覺得很享受」
- 「每天抱抱、親親媽媽，和媽媽說說古早的事，覺得放下工作、享受親情很值得！」
- 「孩子看著我們在照顧父母，也是一種學習，可說一舉兩得。」

此外，在照顧過程中，也要常常讓腦袋轉彎。例如當必須將失智症父母送到安養中心或日間照護中心時，子女常會有罪惡感，父母也覺淒涼悲哀，但換個角度想，好的安養中心令父母獲得好的照顧，和其他老人家一起參與活動，生活更生動有趣，子女也獲得喘息，保住了健康、家庭和工作。只要能夠換個角度想，很多事情就變得容易解決多了。

陳先生掙扎了 3 個月，考慮了很多，終於忍痛將父親送去養護中心，之後心裡仍飽受自責煎熬，天天打電話了解父親的狀況。一個月後某一天，他打電話問候父親狀況，父親告訴他：「我現在在這裡很忙，你不用擔心我啦！」兒子百感交集，心中的大石頭終於放下。

此外，像是在照顧過程中安排一些適合自己和病患的活動，就可令生活更有意義。例如利用懷舊活動，聽聽老歌、看老照片、舊地重遊、看老電影等，和病患談談過去種種回憶，都是非常溫馨且珍貴的，不但有助於患者的心情愉悅，更豐富了照護者的生活經歷。

愈來愈多家屬表示，雖然失智親人說不出照顧者姓名，不知他是誰，甚至會責罵照護者，說他是別人，但是其實在心靈深處，患者清楚知道誰是最照顧他的人，這是令辛苦的照顧者最感安慰的地方。

PART
4

附錄

# 失智症相關
# 評估方法說明

## 簡易智能測試
## （MMSE, Mini-Mental State Examination）

是目前在臨床及研究上，最被廣泛使用的工具，可快速評估老年人的認知狀態。應用於發病初期、進展中及嚴重的阿茲海默患者，並用以評估治療試驗的結果。

施測過程約 10 分鐘，測試內容包括對時間與地方定向能力、注意力、立即記憶與短期記憶、語言能力、視覺繪圖能力等。總分共 30 分，受測者從正常（30 分）到嚴重障礙（0 分）。阿茲海默患者平均每年改變約 3 分。

## 認知功能障礙篩檢量表
## （CASI, The Cognitive Abilities Screening Instrument）

CASI 是一個評估認知功能的工具，可用來區分失智症與非失智症病人，並能監測疾病的進行，並提供認知功能障礙的模式。

包含 20 個項目，如：注意力、計算、短期記憶、長期記憶、時間及空間定向、語言能力、視覺空間結構、抽象思考、判斷、語言流暢等的評估。滿分為 100 分，但需根據性別、年齡、教育程度來對照 CASI 的常模轉換，判斷為正常還是異常。

# 阿茲海默症評估量表之智能部分（ADAS-Cog）

　　此量表是相當基本的評估工具，可藉此觀察疾病的進展及可能的治療效果。ADAS-Cog 比 MMSE 更完整及敏感，總得分共 70 分，從正常（0 分）到嚴重障礙（70 分）。在所測試項目中涵蓋下列認知功能：記憶力、語言、定向感、簡單工作（舉止）。未接受治療的阿茲海默患者，每年改變約 5 ～ 10 分。輕度到中度患者，分數通常介於 15 ～ 25 分之間。一般説來 ADAS-Cog 是應用在藥物的臨床試驗上。

## 繪鐘測驗

　　「繪鐘測驗」又稱「畫時鐘測驗」，可用來了解接受測試者的視覺空間及建構方面的概念，是目前分辨阿茲海默症最簡單且有效的方法之一。受測試者會被要求在紙上畫一個圓型時鐘，並填上阿拉伯數字 1 ～ 12，接下來醫師會指定一個時間點（例如 9 點 40 分），請受測試者畫上時針與分針。功能正常者，能畫出數字的正確位置與時間，但功能異常者所畫的時鐘會跟現實有距離，甚至會把代表時間的數字畫出圓框外（如下圖）。

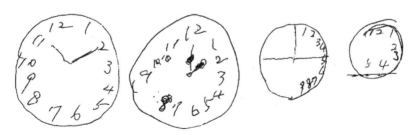

失智症者所做的繪鐘測驗圖。由左至右分別代表失智程度輕到重。
（本圖由台大醫院神經部陳達夫醫師提供）

# 臨床失智症量表（CDR）

|  | 記憶 | 定向 |
|---|---|---|
| CDR=0（健康） | • 無記憶喪失<br>• 偶爾遺忘 | • 定向完全正確 |
| CDR = 0.5<br>（疑似或輕微） | • 持續輕微遺忘<br>• 事件片段回憶<br>• 良性遺忘 | • 時序關係稍困難 |
| CDR=1（輕度） | • 中度記憶喪失<br>• 尤其最近事件<br>• 影響日常生活 | • 時序中等困難<br>• 人地施測正常<br>• 地理定向可能困難 |
| CDR=2（中度） | • 嚴重記憶喪失<br>• 記得熟習事物<br>• 新事物立即遺忘 | • 時序嚴重困難<br>• 地方偶爾困難<br>• 人物經常無礙 |
| CDR=3（重度） | • 嚴重記憶喪失<br>• 只留片段記憶 | • 只人定向正常 |

註：判斷失智症程度必須由訓練有素專業人員執行並向主要照護者或同住家人進行調查。

• 臨床失智評量表包含 6 個分項：記憶、定向、判斷及解決問題、社區事務、居家及嗜好、個人照護等，其中前五個分項評為 0、0.5、1、2、3 五個功能程度，個人照護評為 0、1、2、3 四個功能程度。

• 0 代表健康，0.5 代表疑似或輕微障礙，1 代表輕度障礙，2 代表中度障礙，3 代表重度障礙。

• 評評量時以記憶為主要項目分數，其他為次要項目，歸納後得到總的 CDR 分數（global score）。在美國華盛頓大學的「國立阿茲海默症協調中心」（National Alzheimer's

| 判斷及問題解決 | 社區事務 | 居家及嗜好 | 個人照護 |
|---|---|---|---|
| • 日常問題解決功能佳<br>• 良好判斷與從前相當 | • 獨立處理工作、購物、商業、財務、志工和社區群活動 | • 家庭生活、嗜好及知性興趣維持良好 | • 能自我照顧 |
| • 解決問題及分析異同稍困難 | • 上列活動有輕微障礙 | • 上列活動有輕微障礙 | • 能自我照顧 |
| • 處理複雜問題中度困難<br>• 社交判斷常合宜 | • 無法獨立從事上列活動，仍可參與部分且偶有正常表現 | • 家庭功能有輕微但明確障礙<br>• 放棄困難雜務、複雜嗜好和興趣 | • 需提醒 |
| • 解決問題及分析異同嚴重困難<br>• 社交判斷常有障礙 | • 無法從事家庭外事務但外表正常 | • 只能做簡單家務<br>• 侷限興趣勉強維持 | • 穿衣、衛生及打扮需協助 |
| • 無法判斷及解決問題 | • 無法從事家庭外事務且外表病態 | • 家中已無顯著功能 | • 個人照護需大量協助、經常失禁 |

Coordinating Center）有一個 CDR 計算器可用（https://naccdata.org/data-collection/tools-calculators/cdr），只要填入各分項得分，就可以計算出總的 CDR。目前很多藥物或介入治療的研究採用分項加總（CDR-SOB）來看失智症嚴重度的改變。

• CDR=0，代表正常或無失智，CDR=0.5 代表疑似或輕微失智，CDR=1 代表輕度失智，CDR=2 代表中度失智，CDR=3 代表重度失智，所描述的是指至少有這些嚴重程度的患者，他們已無法作有意義的溝通或接受指示動作。

## 結構式臨床失智量表
### （SCDR, Structured Clinical Dementia Rating）

用來評估因「認知障礙」而產生的功能退化程度，而其功能退化程度，是與未罹患認知障礙時之功能程度進行比較。

此量表融合了日常生活活動（包括進食、輪椅與床位間的移位、個人衛生、上廁所、洗澡、行走於平地上、上下樓梯、穿脫衣服、大小便控制等），與工具 日常生活功能（包括上街購物及外出、食物烹調、家務維持、洗衣服等）的測定於其中，因此做完測定之後，可以獲得臨床失智症量表、日常生活活動量表及工具性日常生活量表三項結果。

## 失智症的實驗室檢查

| 必要常規檢查 | 特殊病情需要 |
|---|---|
| • 血液常規（CBC）<br>• 生化檢查（肝腎功能）<br>• 維他命 B12 濃度<br>• 甲狀腺功能<br>• 梅毒血清檢查<br>• 腦部電腦斷層或磁振照影 | • 紅血球沉澱速率<br>• 愛滋病檢查<br>• 胸部 X 光、尿液檢查<br>• 神經心理測驗<br>• 腦脊髓液檢查<br>• 腦電波<br>• 單光子電腦斷層檢查（PET/SPECT） |

# 門診與社區
# 照顧資源清單

**1. 門診資源**

**2. 長期照護管理中心**

全國 24 小時長照諮詢專線：1966

**3. 日間照護（顧）中心**

**4. 居家服務**

**5. 居家護理**

**6. 機構式照護——**

養護機構、護理之家、榮民之家

**7. 老年精神病房**

**8. 社區心理衛生中心**

## 9. 輔具資源

## 10. 機構喘息服務

### ◎補助標準

| 福利身分別 | 補助額度 | 輕、中度 14 天 | 重度 21 天 |
|---|---|---|---|
| 低收入 | 100% | 1000 元／天 | 1000 元／天 |
| 中低收入戶 | 90% | 900 元／天 | 900 元／天 |
| 一般戶 | 70% | 700 元／天 | 700 元／天 |

註：機構喘息另補助交通費每趟最高 1,000 元，1 年最多 4 趟。

### ◎申請方式

以電話申請或親自前往
各縣市長期照顧管理中
心服務窗口申請評估。

### ◎機構喘息服務清單

## 11. 團體家屋

### ◎補助方式

依失智個案分級有不同標
準，是否有補助請逕洽各團
體家屋。

### ◎團體家屋清單

# 相關社會福利

## 1. 身心障礙

身心障礙福利

身心障礙鑑定醫院

## 2. 重大傷病

重大傷病卡申請訊息

# 失智症患者的人權

　　近幾年來，失智症患者的人權議題，開始在各個國際相關會議上被提出，對全世界的失智症患者來說，2015 年更是個關鍵的轉捩點。這年，國際失智症協會（Alzheimer's Disease International, ADI）採用了人權取徑（Human Rights-Based Approach, HRBA），連同加入聯合國身心障礙者權利公約（Convention on the Rights of Persons with Disabilities, CRPD）的權益，這些都是國際失智症聯盟（Dementia Alliance International, DAI）持續倡導的結果。

　　2015 年 3 月，國際失智症聯盟（DAI）的主席凱特・斯沃弗（Kate Swaffer）在世界衛生組織於日內瓦舉行的失智症第一次部長級會議中，三大訴求：

- 失智者有權享有更符合道德規範的照護，包括確診前後的照護以及復健治療。
- 讓失智者以《身心障礙歧視法》（Disability Discrimination Acts）與 CRPD 為基準，享有與他人相同的人權。
- 失智症相關研究應該給予照護與治療同等的重視。

　　最重要的是，失智症患者將被賦予行使公認的權利，加入 CRPD 與其他相關的聯合國人權公約，包括未來的「老年人權利公約」（Convention on the Rights of Older Persons）。

## 聯合國身心障礙者權利公約

CRPD 與早期聯合國公約的不同之處，在於 CPRD 率先將潛在受惠對象的代表納為與政府同等地位的夥伴，共同協商每一項原則與條款。這是身心障礙者運動歷史上指標性的一刻，因為這代表不同的國際身心障礙人士組織，儘管各有不同的政策與優先考慮，仍能結為同盟與成功合作。

失智症患者被納入第一條款之 CRPD 的定義中：

「身心障礙者，含長期身、心、智能或感知能力障礙者，由於受到不同障礙的限制，阻礙了完整有效的社會參與，與其他人處於不平等的基礎。」

### 一般原則

尊重個人的固有尊嚴和個人的自主，包括自由的選擇，以及個人的獨立

- 不歧視（含身心障礙、性別、種族、年紀等）
- 充分有效地參與和融入社會
- 尊重差異，接受身心障礙是人的多樣性的一部分
- 機會均等
- 可近性
- 男女平等

### 條款

CRPD 的條款提供了詳盡的指導方針，說明這些原則與日常生活重要層面的相關性。包括：

- 生存權
- 各種層面上的可近性
- 在法律之前獲得平等承認
- 免受折磨、不人道的汙辱與對待、剝削、暴力與虐待
- 獨立生活與參與社區的權利
- 居家及家庭生活得到應有尊重
- 健康權
- 復健權
- 工作與就業的權利
- 合理的生活品質與充分的社會保護
- 參與政治、公共事務、文化生活、休閒與體育活動的權利

## 人權取徑的運用

- **參與**（**P**articipation）：由失智者參與可能影響其人權的決策
- **責任**（**A**ccountability）：由失智者承擔尊重、保護並履行人權者負起責任
- **不歧視**（**N**on-discrimination）：達成平等，消弭對失智者的歧視
- **賦權**（**E**mpowerment）：賦予失智者知道自己的權利以及行使權利的能力
- **合法性**（**L**egality）：將所有決議過程與成果衡量指標與人權法律標準作明確的連結，確保決議的合法性。

* 本文節錄自《失智症患者人權手冊》，原文由國際失智症聯盟（Dementia Alliance International, DAI）於 2016 年出版。中文版由台灣失智症協會協助翻譯，版權歸屬國際失智症聯盟。

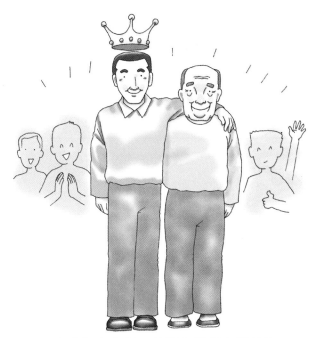

照顧失智患者是一件不容易但有價值的
事，照護者要肯定自己對家庭及社會的貢
獻，並接受別人的讚美及協助。

Dr. Me 健康系列 86Z

# 失智症照護指南
〔經典暢銷增訂版〕

作　　　者／邱銘章、湯麗玉
企畫選書／林小鈴
責任編輯／潘玉女

行銷經理／王維君
行銷企畫／林明慧
總　編　輯／林小鈴
發　行　人／何飛鵬
出　　　版／原水文化
　　　　　　台北市民生東路二段 141 號 8 樓
　　　　　　電話：（02）2500-7008　　傳真：（02）2502-7676
　　　　　　E-mail：H2O@cite.com.tw 部落格：http://citeh2o.pixnet.net/blog/
發　　　行／英屬蓋曼群島商家庭傳媒股份有限公司城邦分公司
　　　　　　台北市中山區民生東路二段 141 號 11 樓
　　　　　　書虫客服服務專線：02-25007718；25007719
　　　　　　24 小時傳真專線：02-25001990；25001991
　　　　　　服務時間：週一至週五上午 09:30 ～ 12:00；下午 13:30 ～ 17:00
　　　　　　讀者服務信箱：service@readingclub.com.tw
劃撥帳號／19863813；戶名：書虫股份有限公司
香港發行／城邦（香港）出版集團有限公司
　　　　　　香港灣仔駱克道 193 號東超商業中心 1 樓
　　　　　　電話：(852)2508-6231　傳真：(852)2578-9337
　　　　　　電郵：hkcite@biznetvigator.com
馬新發行／城邦（馬新）出版集團
　　　　　　41, Jalan Radin Anum, Bandar Baru Sri Petaling,
　　　　　　57000 Kuala Lumpur, Malaysia.
　　　　　　電話：(603) 90578822　傳真：(603) 90576622
　　　　　　電郵：cite@cite.com.my

美術設計／劉麗雪
內頁繪圖／黃建中 ‧ 柯天惠
製版印刷／卡樂彩色製版印刷有限公司
增訂三版／2024 年 1 月 31 日
定　　　價／450 元

I S B N ／I978-626-7268-73-5（平裝）

城邦讀書花園
www.cite.com.tw

國家圖書館出版品預行編目 (CIP) 資料

失智症照護指南 / 邱銘章，湯麗玉著 . -- 增
訂三版 . -- 臺北市 : 原水文化出版 : 英屬蓋曼
群島商家庭傳媒股份有限公司城邦分公司發
行 , 2024.01
　　面；　　公分 . -- (Dr. Me 健康系列；86Z)
ISBN 978-626-7268-73-5( 平裝 )

1.CST: 失智症 2.CST: 健康照護

415.934　　　　　　　　　　　112020788